Narrative Expositionstherapie (NET)

Fortschritte der Psychotherapie
Band 83

Narrative Expositionstherapie (NET)

Prof. Dr. Frank Neuner, Prof. Dr. Claudia Catani, PD Dr. Maggie Schauer

Herausgeber der Reihe:

Prof. Dr. Martin Hautzinger, Prof. Dr. Tania Lincoln, Prof. Dr. Jürgen Margraf, Prof. Dr. Winfried Rief, Prof. Dr. Brunna Tuschen-Caffier

Begründer der Reihe:

Dietmar Schulte, Klaus Grawe, Kurt Hahlweg, Dieter Vaitl

Frank Neuner
Claudia Catani
Maggie Schauer

Narrative Expositionstherapie (NET)

hogrefe

Prof. Dr. Frank Neuner, geb. 1971. Seit 2008 Professor für Klinische Psychologie und Psychotherapie an der Universität Bielefeld und dort auch Leiter der Universitätsambulanz für Psychotherapie.

Prof. Dr. Claudia Catani, geb. 1975. Seit 2013 Akademische Rätin und seit 2019 außerplanmäßige Professorin für Klinische Psychologie an der Universität Bielefeld.

PD Dr. Maggie Schauer, geb. 1964. 2002–2017 Leitung des Kompetenzzentrums Psychotraumatologie an der Universität Konstanz. Seit 1999 Wissenschaftliche Mitarbeiterin im Bereich Klinische Psychologie und Psychotraumatologie an der Universität Konstanz. Mitbegründerin der NGO vivo international.

NET Narrative Exposure Therapy

Bibliografische Information der Deutschen Nationalbibliothek
Die Deutsche Nationalbibliothek verzeichnet diese Publikation in der Deutschen Nationalbibliografie; detaillierte bibliografische Daten sind im Internet über http://dnb.dnb.de abrufbar.

Hogrefe Verlag GmbH & Co. KG
Merkelstraße 3
37085 Göttingen
Deutschland
Tel. +49 551 999 50 0
Fax +49 551 999 50 111
info@hogrefe.de
www.hogrefe.de

Satz: Sabine Rosenfeldt, Hogrefe Verlag GmbH & Co. KG, Göttingen
Druck: mediaprint solutions GmbH, Paderborn
Printed in Germany
Auf säurefreiem Papier gedruckt

1. Auflage 2021 C B A

(E-Book-ISBN [PDF] 978-3-8409-3097-3; E-Book-ISBN [EPUB] 978-3-8444-3097-4)
ISBN 978-3-8017-3097-0
https://doi.org/10.1026/03097-000

Inhaltsverzeichnis

1 Beschreibung der Methode ... 1

2 Störungsmodell der Narrativen Expositionstherapie ... 4
2.1 Körper und Geist während des Traumas: Die Extreme der Verteidigungskaskade ... 6
2.2 Das Bedrohungsnetzwerk (heißes Gedächtnis) ... 10
2.3 Kontextspeicher (kaltes Gedächtnis) ... 13
2.4 Trennung der Bedrohungsstruktur vom Kontextspeicher ... 15
2.5 Überlebensstrategien ... 16
2.6 Die Begründung und Logik der NET ... 18

3 Diagnostik und Indikation ... 19
3.1 Diagnostik traumatischer Erfahrungen über die Lebensspanne ... 19
3.2 Diagnostik aktueller Belastungen und Stressoren ... 21
3.3 Diagnostik der Symptomatik ... 22
3.4 Besonderheiten bei der Indikationsstellung ... 25

4 Behandlung ... 30
4.1 Darstellung der Therapiemethode ... 30
4.1.1 Therapeutische Haltung in der NET und Setting ... 30
4.1.2 Psychoedukation ... 33
4.1.3 Lebenslinie ... 39
4.1.4 Komponenten der Expositionssitzungen ... 40
4.1.4.1 Auftaktphase ... 43
4.1.4.2 Vorlesen ... 43
4.1.4.3 Planung der Narration ... 44
4.1.4.4 Einleitung ... 46
4.1.4.5 Höhepunkt ... 51
4.1.4.6 Ende ... 59
4.1.4.7 Abschluss: Reflexion der übergreifenden Bedeutung ... 60
4.1.4.8 Verschriftlichung der Narration ... 65
4.1.5 Abschlusssitzung ... 66
4.2 Varianten der Methode und Kombinationen ... 67
4.2.1 KIDNET: Narrative Expositionstherapie mit Kindern ... 67

4.2.2 NET für traumatisierte Gewalttäter (FORNET) 70
4.2.3 Dolmetscher in der NET 70
4.2.4 Kombination mit anderen Methoden 71
4.3 Probleme bei der Durchführung 72

5 Effektivität 74

6 Weiterführende Literatur 76

7 Literatur 76

8 Kompetenzziele und Lernkontrollfragen 84

9 Anhang 87
Bedrohungsnetzwerk und Kontextspeicher 87

Karten

Checkliste Diagnostik
Checkliste Psychoedukation
Verteidigungskaskade der menschlichen Stressreaktion
Interventionen bei Dissoziation

1 Beschreibung der Methode

Die Narrative Expositionstherapie (NET) ist eine Methode zur Behandlung von Traumafolgestörungen, vor allem für Überlebende von mehrfachen Traumaerfahrungen im Zusammenhang mit Kriegen, Folter oder Kindesmisshandlung. Wie andere traumafokussierte Therapiemethoden zielt die NET darauf ab, die Struktur und Inhalte von Erinnerungen an die traumatischen Erlebnisse aufzuarbeiten und zu verändern (Schnyder et al., 2015). Innerhalb der NET erstellen die Patientin[1] und die Therapeutin gemeinsam eine schriftliche Autobiografie, welche die wichtigsten emotionalen Erinnerungen der Patientin von der Geburt bis zur Gegenwart enthält. Der Fokus der Arbeit in der Therapie liegt auf der Rekonstruktion der bruchstückhaften Erinnerungen an traumatische Erfahrungen und die Übertragung in Erzählungen, die mit dem zeitlichen und räumlichen Kontext der Lebensabschnitte verbunden sind. Dadurch wird eine Veränderung der Gedächtnisrepräsentation der traumatischen Erlebnisse angestrebt, sodass über den Kontext der Erinnerung eine Hemmung des Wiedererlebens ermöglicht wird. Durch die therapeutisch-empathische Haltung des Zuhörers bei der Erzählung schamhafter Erinnerungen werden außerdem elementare, korrigierende Beziehungserfahrungen ermöglicht. Am Ende der Behandlung wird eine Kopie der schriftlich festgehaltenen und überarbeiteten Lebensgeschichte an die Patientin übergeben. Die Therapeutin behält eine weitere Kopie, die je nach Wunsch der Patientin in der Tradition der Testimony-Therapie für Menschenrechtszwecke verwendet werden kann. Eine große Zahl von Traumapatientinnen, insbesondere auch Opfer von Krieg und Verfolgung, haben Grausamkeiten wie Folter und Angriffe auf Zivilisten beobachtet und erlebt. Die detaillierten und anschaulichen Beschreibungen solcher Erfahrungen im Rahmen von persönlichen Lebensgeschichten sind wertvolle Dokumente für die Menschenrechtsarbeit.

Während auch symptomorientierte und gegenwartsorientierte Verfahren zur Behandlung der posttraumatischen Belastungsstörung effektiv sein können, werden traumafokussierte Verfahren von allen Leitlinien als wirksamer eingeschätzt und als Erstlinientherapie für Personen mit PTBS empfohlen (Schäfer, Gast, Hofmann, Knaevelsrud & Lampe, 2019; American Psychological

1 Alle Personendarstellungen in diesem Buch gelten für Therapeutinnen und Therapeuten sowie Patientinnen und Patienten unabhängig jeder Geschlechtszuordnung. Zur Vereinfachung haben wir die Geschlechtszuschreibungen in den Endungen und Präpositionen immer wieder zufällig verändert.

Association, 2017). Diese Einschätzung gilt gleichermaßen für traumatisierte Erwachsene und Kinder mit Kriegs- und Fluchterfahrungen (ter Heide, Mooren & Kleber, 2016; Eberle-Sejari, Nocon & Rosner, 2015).

Besonderheiten der NET

Die NET unterscheidet sich in einigen grundlegenden Eigenschaften von anderen traumafokussierten Psychotherapiemethoden. Sie wurde ursprünglich in einer globalen Perspektive als kurze und pragmatische Methode für den Einsatz in ressourcenarmen Regionen in Konfliktgebieten auf der ganzen Welt entwickelt, und zunächst in diesem Kontext getestet. In vom Krieg betroffenen Bevölkerungsgruppen erreichen die PTBS-Prävalenzraten bis zu 50 % (Karunakara et al., 2004; Morina, Stam, Pollet & Priebe, 2018). Die klinischen Präsentationen der Überlebenden sind komplex und können neben einer posttraumatischen Belastungsstörung Symptome von Depression, Somatisierung, Dissoziation, Selbstverletzung, Substanzmissbrauch, Schwierigkeiten bei der Selbstregulierung, gewalttätiges Verhalten sowie zwischenmenschliche Probleme beinhalten. Um den Anforderungen überlasteter oder unterqualifizierter Gesundheitssysteme, wie zum Beispiel in Uganda oder Kongo, gerecht zu werden, zeichnet sich das NET-Verfahren in seiner Anwendung und Verbreitung durch maximalen Pragmatismus aus. Eine Reihe von randomisiert kontrollierten Studien hat gezeigt, dass die NET von ausgebildeten Laientherapeuten, die keine formale medizinische oder psychologische Ausbildung haben (z. B. Lehrer oder Flüchtlinge in einem Flüchtlingslager; Neuner et al., 2008), auch mit Kriegsopfern, die in unsicheren und bedrohlichen

Aufgabenverlagerung

Umgebungen leben, erfolgreich eingesetzt werden kann. Diese Idee steht im Einklang mit dem Prinzip der Aufgabenverlagerung *(Task-shifting)* von akademisch ausgebildeten Fachkräften zu geschultem Laiengesundheitspersonal (Jordans & Tol, 2012; Elbert, Wilker, Schauer & Neuner, 2017), wie sie von der Weltgesundheitsorganisation für Kontexte mit einer unzureichenden Gesundheitsversorgung empfohlen wird. Auch wenn die Narrative Expositionstherapie zunächst mit Opfern von Kriegen und Folter systematisch getestet wurde, so belegen einige Studien die Anwendbarkeit der NET auch für Überlebende von komplexer Traumatisierung, die an einer komorbiden Borderline-Persönlichkeitsstörung leiden und sexuellen Missbrauch erlebt haben (Pabst et al., 2012; Pabst et al., 2014; Steuwe et al., 2016; Robjant et al., 2017; Schauer et al., 2020). Da eine Vielzahl von Opfern staatlicher Gewalt und von Kriegen auch Kindesmisshandlung erlebt haben, ist die Beschränkung auf die Behandlung von Kriegstraumatisierungen ohnehin nicht praktikabel.

Uneingeschränkter Zugang

Es gibt, im Unterschied zu einzelnen anderen Methoden der Traumatherapie, kein verpflichtendes System der Zertifizierung und die NET ist als Methode auch nicht kommerziell geschützt. Während sich einige ausgebildete Psychotherapeutinnen sicher fühlen, NET auf der Grundlage des Manuals (Schauer, Neuner & Elbert, 2011) anzuwenden, werden NET-Workshops weltweit von erfahrenen NET-Trainern durchgeführt, die meisten von ihnen sind mit den Entwicklern von NET über die nichtstaatliche Hilfsorganisation vivo international (www.vivo.org) verbunden. Die Dauer und Intensität der Ausbildung ist flexibel, je nach therapeutischer Vorbildung und Erfahrung der Auszubildenden.

NET ist eine universelle Methode

Ein Teil des Pragmatismus von NET ist, dass die Methode kontext- und kulturübergreifend mit minimalen Anpassungen erfolgsversprechend angewendet werden kann. Dieses Prinzip basiert auf der Annahme, dass Traumareaktionen (mit einigen kulturellen Besonderheiten im Ausdruck der Symptome) universelle Phänomene sind, wie sie sich aus neurobiologischen Prozessen bei der Verarbeitung von Bedrohung und Stress ergeben. Gleichzeitig ist der zwischenmenschliche Austausch von persönlichen Geschichten eine kulturübergreifende Praxis, die dem Überlebenden hilft, mit Lebensereignissen umzugehen und zwischenmenschliche Nähe zu fördern. Während die diagnostischen Instrumente für jede Sprache sorgfältig angepasst und überprüft werden müssen, sind in unterschiedlichen Kontexten nur geringfügige Änderungen im NET-Verfahren erforderlich. Anstatt sich auf die Unterschiede zwischen den Kulturen zu konzentrieren, erkennt der NET-Ansatz an, dass die Überlebenden in jeder einzelnen Kultur keine in sich homogene Gruppe darstellen, sondern in Werten, Einstellungen und Bildung äußerst heterogen sind. Dementsprechend muss die NET, wie jeder andere Behandlungsansatz auch, an die individuellen Bedürfnisse und den spezifischen Hintergrund jedes einzelnen Patienten angepasst werden und nicht an Klischees und Stereotypen, die häufig einzelnen Kulturen zugeschrieben werden (Schnyder et al., 2016).

Multiple Traumata über die Lebensspanne

Die meisten traumafokussierten Behandlungen erfordern, dass die Patientin unter den traumatischen Erlebnissen dasjenige Ereignis identifiziert, das sie als das traumatischste erlebt hat, das sogenannte *Index*-Trauma. Überlebende von Kriegen und Verfolgungen haben, genauso wie Opfer von Kindesmisshandlung und andere komplex traumatisierte Patienten, jedoch in der Regel eine ganze Serie von traumatischen Ereignissen erfahren und ganze Phasen ihres Lebens können von Traumata betroffen sein. Die zentrale Annahme der NET ist, dass die verzerrte Gedächtnis- und Selbstbildrepräsentation, entstanden aus einer Reihung aversiver Ereignisse und anhaltenden Bedingungen (wie Armut und wiederholte Gewalt) über die gesamte Lebensspanne ausschlaggebend für die Aufrechterhaltung posttraumatischer Stresssymptome ist. Selbst in Populationen, die vom Krieg betroffen sind, werden traumabedingte Symptome und Dysfunktionen auch von Kindesmisshandlung, häuslicher Gewalt und anderen bedrohlichen Bedingungen verursacht und begünstigt (Catani, 2018; Olema, Catani, Ertl, Saile & Neuner, 2014; Saile, Ertl, Neuner & Catani, 2015). Innerhalb der Gruppe der expositionsbasierten traumafokussierten Ansätze ist das Alleinstellungsmerkmal der NET der *Lebensspannenansatz*. Dieser zielt darauf ab, den Verlauf aversiver und traumatischer Erinnerungen in eine sinnvolle autobiografische Gedächtnisdarstellung zu integrieren, was eine Voraussetzung für eine kohärente individuelle Identität und Selbstakzeptanz darstellt.

Anwaltschaft Darüber hinaus ist NET nicht sozial und politisch neutral, sondern steht in direktem Zusammenhang mit der Anwaltschaft für die Überlebenden schwerer Menschenrechtsverletzungen und Kinder- und Frauenrechtsverletzungen. Aufgrund fragmentierter autobiografischer Erinnerungen, Vermeidungsverhalten und Schamgefühlen sowie traumabezogenen Gefühlen von Hilflosigkeit und Unterlegenheit, haben Gewaltopfer oft Schwierigkeiten, sich auszudrücken und über ihre Erfahrungen zu sprechen. Diese Sprachlosigkeit des Traumas ist ein zweiseitiges Phänomen, da auch die Gesellschaft und die Öffentlichkeit die Geschichten der Überlebenden von Traumata häufig nicht kennen und nicht anerkennen will. Aus dieser Perspektive können mithilfe der NET verständliche und einfühlbare Dokumentationen einzelner Lebensgeschichten erzeugt werden, die die Empathie für die Opfer fördern und zur sozialen Anerkennung des Leidens beitragen. Die Traumaüberlebenden selbst werden durch die Wiedererlangung des Zugangs zu ihrer Biografie dazu befähigt, sich für ihre Interessen und Rechte als Opfer von Gewalt einzusetzen. Es ist wahrscheinlich, dass die Narrative Expositionstherapie über die individuelle Ebene hinaus Auswirkungen auch auf Partnerschaften und Gemeinschaften hat (Cooper, Wieling & Pfeiffer, 2019). Derzeit wird eine Intervention (NETfacts) getestet, die zum Ziel hat, den gesellschaftlichen Einfluss der Narrationen gezielt zu fördern (Robjant et al., 2020).

2 Störungsmodell der Narrativen Expositionstherapie

Die Narrative Expositionstherapie wurde auf der Grundlage von psychologischen Trauma-Theorien entwickelt, die dysfunktionale Gedächtnisprozesse als Kern der posttraumatischen Belastungsstörung (PTBS) ansehen (Elbert, Schauer & Neuner, 2015; Brewin, 2013; Brewin, Dalgleish & Joseph, 1996; Ehlers & Clark, 2000). Der Fokus auf PTBS begründet sich dadurch, dass unter allen Störungen, die mit traumatischen Erlebnissen assoziiert sind, die PTBS die häufigste Störung ist, und in der gegenwärtigen Forschung die diagnostische Grundlage für Theorien sowie Therapiestudien zu traumafokussierten Verfahren darstellt. Diese Theorien sind mit wenigen Erweiterungen (siehe Einschluss von sozialer Traumatisierung weiter unten) jedoch dazu in der Lage, auch Symptome anderer Traumafolgestörungen, vor allem auch der Depression zu erklären. Eine Erweiterung der Theorien und traumafokussierten Behandlungsmethoden auf andere Primärdiagnosen als der PTBS wird derzeit von unterschiedlichen Arbeitsgruppen versucht. Beim gegenwärtigen Erkenntnisstand kann die Durchführung einer traumafokussierten Therapie wie der NET aber nur bei einer Primärdiagnose PTBS empfohlen werden.

Die verschiedenen Varianten der Gedächtnistheorien der PTBS gehen davon aus, dass menschliche Erinnerungen in zwei qualitativ unterschiedlichen Gedächtnissystemen abgespeichert werden, nämlich einer assoziativen Gedächtnisstruktur und einem Kontextgedächtnis. Das assoziative Gedächtnis wird in unterschiedlichen Theorien auch als auch als situationell zugängliches Gedächtnis, heißes Gedächtnis, Furchtstruktur oder „s-rep" bezeichnet; das Kontextgedächtnis dagegen als verbal zugängliches Gedächtnis, kaltes Gedächtnis oder „c-rep" (Brewin, 2013; Brewin et al., 1996; Metcalfe & Jacobs, 1996). In einer integrativen Zusammenschau der verschiedenen Theorien entscheiden wir uns hier für die Formulierung *Bedrohungsnetzwerk* (eine ältere Bezeichnung ist auch „Furchtnetzwerk"), als Begriff für ein aus einem Trauma resultierendes assoziatives Gedächtnis, gegenüber Patienten verwenden wir hierfür auch den Namen *heißes Gedächtnis*. Das Kontextgedächtnis bezeichnen wir als *Kontextspeicher*, oder auch, als Metapher für Patienten, *kaltes Gedächtnis*. Während diese beiden Gedächtnissysteme bei der Kodierung und beim Abruf alltäglicher Ereignisse völlig unauffällig zusammenarbeiten, bedingen neurokognitive Prozesse, die während des Traumas ablaufen, sowie Vorgänge im Gehirn, die nach dem Trauma stattfinden, eine Aufspaltung dieser beiden Gedächtnissysteme, was letztlich zur Entstehung und Aufrechterhaltung von Traumasymptomen führt.

Zwei Gedächtnisse für Trauma

Das Störungsmodell der Narrativen Expositionstherapie unterscheidet drei Betrachtungsebenen in der Entstehung und Aufrechterhaltung der traumabezogenen Pathologie.

Drei Betrachtungsebenen der Theorie

Eine Betrachtungsebene besteht in den Erlebnissen *während* der traumatischen Erlebnisse, den sogenannten peritraumatischen Erfahrungen. Die extreme Belastung und Bedrohung während des Traumas führen zu spezifischen körperlichen und seelischen Reaktionen, die weit außerhalb der gewöhnlichen menschlichen Erfahrung liegen und deshalb in der Regel von den Betroffenen selbst auch in der Erinnerung als fremd und bedrohlich erlebt werden. Die zweite Betrachtungsebene beschreibt die Abspeicherung dieser Erlebnisse im Gedächtnis, die nach dem Erleben der traumatischen Erfahrungen und – beim Vorliegen mehrerer Traumata – auch zwischen den traumatischen Erlebnissen wirksam ist. Die Kodierung dieser Extremreaktionen weist pathologische Auffälligkeiten auf, die letztlich den Kern der PTBS und die Grundlage der Aufrechterhaltung der Störung begründen. In der Lebensspannenperspektive, die davon ausgeht, dass die meisten Patientinnen mehr als nur eine belastende und traumatische Erfahrung erleben, entstehen sukzessive komplexere Gedächtnisrepräsentationen, die das Erleben intensiv speichern, denen aber der räumliche und zeitliche Kontext fehlt. Die dritte Betrachtungsebene besteht in den Bewältigungsversuchen der Patientinnen. Patientinnen, bei denen über die Jahre ein stabiles Traumagedächtnis entstanden ist, entwickeln mehr oder weniger adaptive Bewältigungsstrategien rund um ihre sich aufdrängenden Erinnerungen und den daraus folgenden

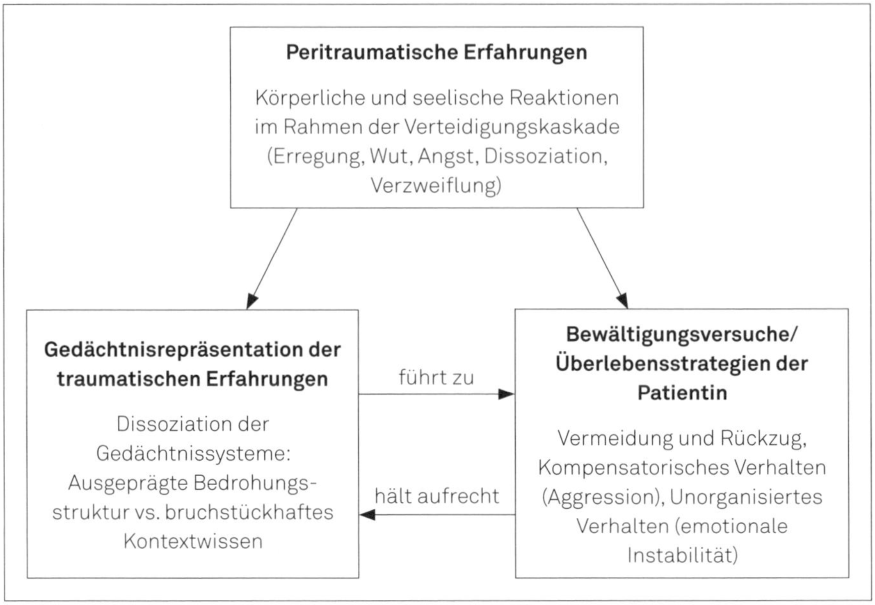

Abbildung 1: Betrachtungsebenen des Störungsmodells der NET

Reaktionen. Diese Versuche, mit dem Leben danach fertig zu werden, begründen häufig die Stabilität und Chronifizierung der PTBS sowie weitere Komorbidität wie Depression und Substanzmittelmissbrauch. Für die Fallkonzeption im Rahmen der NET ist erforderlich, diese drei Betrachtungsebenen zu berücksichtigen, wobei alle Annahmen vor der Therapie hypothetisch bleiben, und im Laufe der Behandlung angepasst werden müssen.

2.1 Körper und Geist während des Traumas: Die Extreme der Verteidigungskaskade

Peritraumatische Reaktionen

Traumatische Ereignisse sind dadurch gekennzeichnet, dass sie aufgrund der intensiven Bedrohung emotionale, kognitive und körperliche Reaktionen bewirken, die das Ausmaß gewöhnlicher Stressreaktionen bei weitem überschreiten und sich vom alltäglichen emotionalen Erleben fundamental unterscheiden.[2] Ein genaues Verständnis des Verhaltens und Erlebens während der traumatischen Ereignisse, der sogenannten peritraumatischen Reaktionen, ist für eine erfolgreiche Expositionstherapie von PTBS Patienten notwendig, da diese Erlebnisweisen intensiv im Gedächtnis bleiben und das Wiedererle-

2 Zum Thema Stress und Stressbewältigung siehe auch den Fortschritte-Band von Heinrichs, Stächele und Domes (2015).

ben dieser Inhalte den Kern der PTBS ausmacht. Derartige, teilweise sehr befremdliche Erfahrungen müssen von der Therapeutin auf der Grundlage des Wissens über extreme Stressreaktionen erkannt und verstanden werden, um wiederum der Patientin ein Verständnis für ihre eigenen extremen Erlebnisweisen zu ermöglichen.

Die menschliche Stressreaktion besteht, entgegen weitverbreiteter Annahmen, nicht aus einer einheitlichen physiologischen Erregung, sondern beinhaltet eine Bandbreite von möglichen Reaktionsweisen. In der Theorie der Verteidigungskaskade (Lang, Davis & Ohman, 2000; Schauer & Elbert, 2010) wird angenommen, dass die Antwort auf eine Bedrohung sich im zeitlichen Verlauf verändert und abhängig ist von der Intensität der Bedrohung, der Nähe des Bedrohungsreizes, sowie den verbleibenden Reaktionsmöglichkeiten für die Person. Die Verteidigungskaskade besteht aus charakteristischen Reaktionsmustern die mit dem Ziel, einen Angriff abzuwehren und das Überleben zu sichern, sequenziell aufeinanderfolgen (vgl. Abbildung 2). Die erste Reaktion in der Verteidigungskaskade ist dabei die sogenannte *Orientierungsreaktion* (Freezing). Diese Reaktion, die nur wenige Sekunden anhält, beinhaltet ein kurzes Erstarren bei der plötzlichen Wahrnehmung einer möglichen Bedrohung. Physiologische Studien haben gezeigt, dass diese erste Phase der Stressreaktion nicht mit einer Zunahme, sondern mit einer zeitlich begrenzten Abnahme der Herzrate einhergeht. Dieses kurze Innehalten erlaubt eine maximale äußere Aufmerksamkeit und dient der fokussierten Einschätzung der Situation bis zur Entscheidung, ob eine Bedrohung vorliegt, die eine Flucht erfordert (vgl. hierzu auch die Karte „Verteidigungskaskade der menschlichen Stressreaktion“ am Ende des Buches).

Orientierungsreaktion

Die zweite Phase der Verteidigung ist ein Reaktionsmuster, das allgemein als die typische Stressantwort der *Kampf-Flucht-Reaktio*n bekannt ist. Wie bei allen Fluchttieren ist auch beim Menschen die primäre Reaktion auf eine Bedrohung die Flucht, die durch die Emotion Furcht gekennzeichnet ist. Sie geht einher mit einer Zunahme der physiologischen Erregung wie Herzfrequenzbeschleunigung, Blutdruckerhöhung und Gefäßverengung. Der Organismus wird so auf die unmittelbare Mobilisierung von Ressourcen für eine schnelle körperliche Reaktion vorbereitet. Wenn eine Flucht nicht gelingt, oder wenn der Angreifer als bewältigbar erscheint, erfolgt der Kampf als weitere Form der Verteidigung. In der physiologischen Reaktion besteht die Kampfreaktion ebenfalls aus einer physiologischen Erregung, im Verhalten wird aber die Annäherung statt der Entfernung vom Angreifer gesucht, und emotional wird der Zustand als Wut und Ärger wahrgenommen.

Kampf-Flucht-Reaktion

Die sogenannte Kampf- und Fluchtreaktion wird seit Cannon (1915) als der Standard der Stressreaktion angesehen, und bildet die biopsychologische Grundlage für alltägliche Belastungserfahrungen. Eine extreme und anhaltende Bedrohung, wie sie während traumatischer Ereignisse auftritt, kann je-

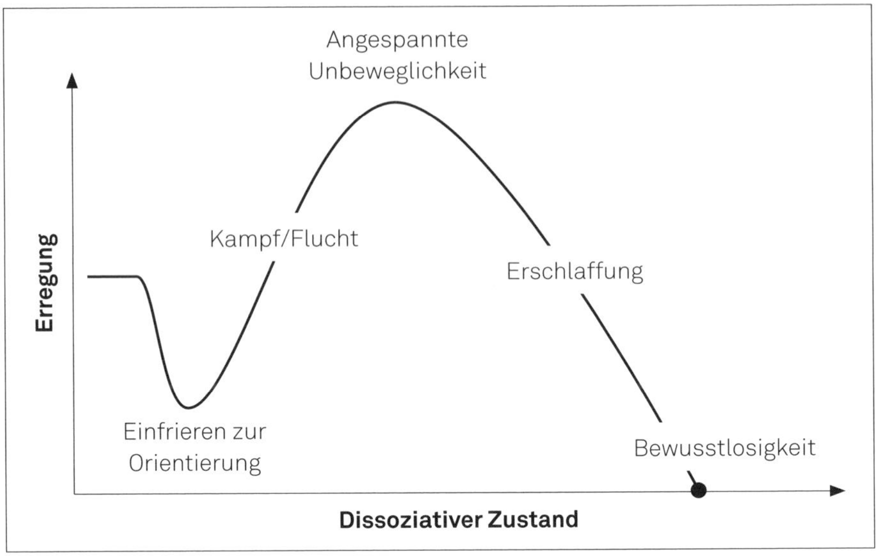

Abbildung 2: Verteidigungskaskade der menschlichen Stressreaktion, vereinfachte Darstellung nach Schauer und Elbert (2010) sowie Schauer und Schalinski (2021).

doch Abwehrreaktionen jenseits von Furcht und Wut auslösen (Bracha, 2004; Schauer & Elbert, 2010). Einer dieser, für die Betroffenen als äußerst befremdlich wahrgenommenen Zustände ist die sogenannte *tonische Immobilität* oder, auf Deutsch, *angespannte Unbeweglichkeit* (Marx, Forsyth, Gallup & Fusé, 2008; Volchan et al., 2011). Dieser Zustand tritt auf, wenn das Opfer vom Angreifer soweit beherrscht wird, dass eine Flucht nicht möglich ist, das Opfer im Kampf unterlegen ist oder jegliche Bewegung zu noch stärkerer Bedrohung oder tatsächlicher Verletzung (von Gewebe, Organen und zentralem Nervensystem) führen würde. Genauso kann diese Phase der Verteidigungsreaktion auftreten, wenn eine Person in einem lebensbedrohlichen Moment im Zustand der Bewegungsunfähigkeit verharren muss, etwa weil sie festgehalten wird oder eingeklemmt ist, oder weil, beispielsweise in einem Versteck, jede Bewegung gefährlich sein könnte. Die tonische Immobilität ist gekennzeichnet durch die zeitgleiche Aktivierung von zwei eigentlich gegenläufigen biologischen Reaktionsformen. So finden eine motorische Demobilisierung und Starrheit unter hoher physiologischer Erregung statt. Betroffene Personen frieren äußerlich sichtlich ein und können sich nur mit großer Anstrengung bewegen. Die Muskulatur befindet sich dabei in maximaler Anspannung, was manchmal durch Zittern der Arme oder Beine beobachtbar ist. Die Funktionalität dieses Zustandes ist wahrscheinlich im Totstellreflex begründet. Angreifer sollen soweit getäuscht werden, dass Sie kurz in ihrem Zugriff nachlassen, wobei der hohe Erregungszustand eine plötzliche Aktivierung und Flucht in so einem Moment erlauben soll.

Angespannte Unbeweglichkeit

Erschlaffungsreaktion

In der letzten Phase der Verteidigungsreaktion kann die Demobilisierung schließlich in eine *Erschlaffung* übergehen. Dieser Zustand geht ebenfalls mit einer Unbeweglichkeit einher, auch schlaffe oder kollabierte Immobilität genannt; die physiologische Erregung und der Muskeltonus sinken dabei unter den Normalzustand ab. Dieser Zustand wird manchmal gleichgesetzt mit dem Begriff der Dissoziation. Da es aber in allen Phasen der Verteidigungsreaktion zu Abspaltungen des Bewusstseins kommen kann, etwa zu Flashbacks in hoch erregten Kampf-Flucht-Reaktionen, ist dieser Begriff missverständlich und undifferenziert und sollte nicht gleichgesetzt werden mit der Erschlaffungsreaktion. Diese Phase, die initial als Ohnmacht erlebt wird, geht letztlich über in Resignation und schließlich emotionale Betäubung, eine zunehmende sensorische Ablösung, eine höhere Schmerzschwelle, Derealisation, Depersonalisation und einem zunehmenden Verlust der Reaktionsfähigkeit. Betroffene sind in diesem Zustand häufig kaum mehr ansprechbar und reagieren verlangsamt und nur noch auf wiederholte und direkte Ansprache. Es erscheint, als ob die Personen sich weitgehend aufgegeben haben und keine aktive Verteidigung mehr vorbereiten oder planen. Da dieser Zustand mit einem Abfall des Blutdrucks verbunden ist, sind auch Ohnmachtsanfälle im Sinne von vasovagalen Synkopen möglich (Schauer & Elbert, 2010; Schauer & Schalinski, 2021).

Soziale Stressreaktion

Verzweiflung

Niederlage

Insbesondere bei Personen mit der Erfahrung von Kindesmisshandlung und Gewalt durch Bezugspersonen sind extreme Reaktionsformen der Verteidigung nicht nur bei körperlicher, sondern auch bei intensiver sozialer Bedrohung möglich. Existenzielle soziale Bedrohungen finden sich als Gefährdung des sozialen Status in der Form von emotionalem Missbrauch, Demütigungen und Erniedrigungen, sowie in der Bedrohung der Zugehörigkeit bei Verlusterlebnissen und emotionaler Vernachlässigung. Bei solchen massiven Verletzungen der sozialen Integrität ist ebenfalls eine mehrphasige Reaktion zu beobachten, die sowohl eine körperliche Erregung als auch eine physiologische und körperliche Deaktivierung beinhalten kann. Die Verlustreaktion, die nicht nur bei Todesfällen, sondern auch bei Ausschluss, Vernachlässigung und Trennung auftreten kann, wurde schon von Bowlby (1982) in die erregende Phase des Protests (gekennzeichnet durch intensiv körperlich wahrnehmbare Schmerzen, den Impuls, die Schmerzen lautstark zu äußern und hohe Erregung) und Verzweiflung (gekennzeichnet durch geringe Bewegung und Aktivität) eingeteilt. Ein ähnliches Muster der Stressreaktionen folgt der Bedrohung des Status der Person, insbesondere in einem Moment, der mit einer sozialen Niederlage (Defeat) wie in Fällen von Erniedrigung und emotionalem Missbrauch verbunden ist. Die Niederlage ist gekennzeichnet durch eine unterwürfige Haltung und einen Rückzug, einschließlich einer deutlichen Verringerung der Beweglichkeit, einem Verlust an sozialer Aktivität und einem Rückgang der Herzfrequenz und der Körpertemperatur. Dieser Zustand der Niederlage, der im chronischen Zustand viele Gemeinsamkeiten mit einer Depression hat, kann selbst nach einer einzigen schweren Niederlage mehrere Tage dauern (Meerlo, Overkamp, Daan, van den Hoofdakker & Koolhaas, 1996; Meerlo, Sgoifo, De Boer & Koolhaas, 1999). Die Bedeutung der sozialen Stressreaktion wurde für die Traumaforschung bisher nur wenig erkannt. Es ist aber davon auszugehen, dass sich derartige Erinnerungen genauso im Gedächtnis manifestieren wie die Reaktionen auf körperliche Bedrohungen.

2.2 Das Bedrohungsnetzwerk (heißes Gedächtnis)

Das primäre Gedächtnissystem für hoch emotionale Erlebnisse ist das heiße Gedächtnis, das Erfahrungen in assoziativer Form abspeichert. Eine Assoziation bedeutet, dass (im Sinne von Hebb'schem Lernen) bei der Aktivierung eines Gedächtniselementes – etwa ein bestimmter Geruch, ein Bild oder eine Körperwahrnehmung – die damit assoziierten Inhalte (Gedanken, Gefühle, Körperreaktionen aber auch andere sensorische Wahrnehmungen) ebenfalls aktiviert werden.

Bedrohungsnetzwerk

Assoziative Netzwerke sind ein elementarer Bestandteil von allen emotionalen Erinnerungen – unabhängig von den beteiligten Gefühlen. Sind beispielsweise bestimmte Orte oder Gegenstände mit angenehmen Erlebnissen verknüpft, so wird alleine die Wahrnehmung von ähnlichen Reizen wieder ein Glücksgefühl in uns auslösen können. Die sogenannten *Bedrohungsnetzwerke* sind eine Spezialform derartiger assoziativer Netzwerke und beziehen sich auf die assoziative Repräsentation traumatischer Erfahrungen. Die Idee von Bedrohungsnetzwerken basiert ursprünglich auf Lang's Theorie der *Furchtstrukturen* (Lang, 1979) sowie Foas und Kozaks Modell von *Furchtnetzwerken* (Foa & Kozak, 1986), berücksichtigt aber, dass die assoziativen Erinnerungen von Traumapatientinnen nicht auf Furcht oder Angst beschränkt sind, sondern auch andere emotionale und verhaltensbezogene Reaktionsmuster wie tonische Immobilität, Erschlaffung, Scham und Ohnmacht beinhalten können. Als eine lebendige Erinnerung an die traumatischen Ereignisse bestehen Bedrohungsnetzwerke aus den assoziativen Verbindungen der herausragenden sensorischen, kognitiven, emotionalen und physiologischen Details der traumatischen Situationen (vgl. Abbildung 3). Die sensorischen Elemente beinhalten dabei sowohl die Reize der Situation, die eine Bedrohung signalisiert haben (z.B. eine Waffe oder Blut), als auch neutrale und alltägliche umgebende Reize, die während des traumatischen Ereignisses vorhanden waren, ohne ursprünglich eine Gefahr zu signalisieren. Beispielhaft ist in Abbildung 3 das Bedrohungsnetzwerk eines traumatischen Erlebnisses des Patienten Adil F. dargestellt, der als Beispielpatient in diesem Buch an mehreren Stel-

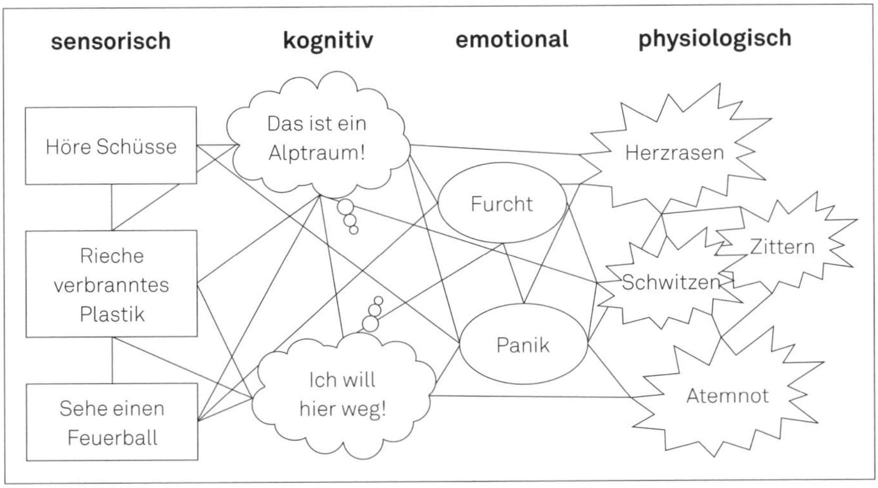

Abbildung 3: Beispielhaftes Bedrohungsnetzwerk eines traumatischen Ereignisses (Kriegserlebnis von Adil F.)

len noch genauer vorgestellt wird. Dieses Bedrohungsnetzwerk repräsentiert den Höhepunkt während der Beobachtung einer Bombardierung aus einem Versteck heraus. Die verschiedenen sensorischen Eindrücke dieses Erlebnisses, etwa das Sehen von Feuer und Rauch, das Hören der Granateinschläge und der Geruch von Verbrennungen, haben sich verknüpft mit den ganz basalen bewertenden Gedanken während des Ereignisses („Ich muss hier weg!") und den während des Ereignisses vorhandenen körperlichen Reaktionen und Verhaltensimpulsen.

Emotionale Netzwerke, welche die Reiz- und Reaktionsmerkmale einer Erfahrung verbinden, sind ein grundlegender Bestandteil des menschlichen Gedächtnisses. Dabei unterscheiden sich die während einer traumatischen Erfahrung gebildeten Bedrohungsnetzwerke von normalen emotionalen Gedächtnisrepräsentationen in mehreren Aspekten. Erstens sind Bedrohungsnetzwerke aufgrund der Intensität der Erfahrungen ungewöhnlich groß und über die Zeit stabil. Sie decken eine Vielzahl von detaillierten Einzelelementen ab. Das bedeutet, dass die einzelnen Elemente innerhalb dieser Strukturen besonders leicht aktiviert werden können, da viele Reize in der Umgebung Ähnlichkeiten mit dem ein oder anderen Element aufweisen. Beispielsweise kann Herr F.s Erinnerung an die Bombardierungen aktiviert werden durch einen Knall, durch spezifische Gerüche oder Rauch, aber auch durch interne Reize wie bestimmte Gedanken oder eine körperliche Aufregung, die eigentlich gar nicht auf eine Bedrohung zurückgeht. Zweitens sind die Verbindungen zwischen den einzelnen Elementen ungewöhnlich stark. Folglich kann die Aktivierung nur eines einzelnen Reizes, der einem Element des Netzwerks ähnelt, ausreichen, um die gesamte Struktur zu aktivieren, sodass alle zugehörigen Erinnerungsmerkmale zurückkehren. Dies erklärt, warum traumatisierte Menschen plötzliche filmartige Rückblenden (Flashbacks) haben können, wenn sie an das traumatische Ereignis erinnert werden. Abhängig von der peritraumatischen Erfahrung können Bedrohungsnetzwerke die gesamte Kaskade von Abwehrreaktionen beinhalten, wie die Bestandteile der Kampf-Flucht-Reaktion und Phasen der tonischen Immobilität oder Erschlaffungsreaktionen, die mit einem Rückgang der sympathischen Erregung einhergehen. Ein einzelnes traumatisches Ereignis ist aber in der Regel nicht nur mit den Assoziationen dieses einzelnen Ereignisses verknüpft. Im zeitlichen Verlauf des Ereignisses ist ein ganzer Ablauf von unterschiedlichen Assoziationen kodiert, der beispielsweise von Furcht vor dem Angreifer zu Ohnmacht und Erschlaffung bei der Überwältigung führen kann.

Bedrohungsnetzwerk bei multiplen Traumata

Traumatisierte Patienten haben üblicherweise mehr als ein traumatisches Ereignis erlebt (Schauer & Robjant, 2018). Fällt eine weitere traumatische Erfahrung auf ein bereits etabliertes Bedrohungsnetzwerk, so entsteht nicht etwa ein neues, unabhängiges Netzwerk, sondern eine assoziative Struktur, die mit der vorangegangenen aufgrund der gemeinsamen Elemente zahlreiche Verbindungen aufnimmt. In unserem Beispiel hat Herr F. nach der Erfahrung von Krieg und Verfolgung eine lebensgefährliche Erfahrung bei der Überquerung des Mittelmeeres auf der Flucht gemacht. Obwohl die Situation keinerlei sensorische Ähnlichkeit mit den Kriegserfahrungen hatte, wurde schon während des Erlebens der Flucht, aufgrund der geteilten emotionalen (Furcht), kognitiven („Ich werde sterben!“) und physiologischen (Herzrasen) Reaktionen die Erinnerung an frühere traumatische Erfahrungen aktiviert. In der Konsequenz wird die neu entstehende Bedrohungsstruktur sehr eng an das bereits entstandene Bedrohungsnetzwerk angekoppelt, und eine Trennung der einzelnen Ereignisse in der Erinnerung wird zunehmend schwierig (vgl. Abbildung 4).

Bedrohungsnetzwerk bei sozialen Traumata

Es ist wichtig zu berücksichtigen, dass Bedrohungsnetzwerke auch bei sozialen Bedrohungen, etwa fortwährenden Demütigungen und Erniedrigungen (wie etwa beim emotionalen Missbrauch) gebildet werden. Derartige Bedrohungsstrukturen beinhalten die typischen sozialen Emotionen, etwa intensive Scham, Minderwertigkeit, das Gefühl der Niederlage und Ausweglosigkeit. Opfer von Kindesmisshandlung machen derartige Erfahrungen mitunter so häufig, dass aus den zugehörigen Bedrohungsstrukturen durch Reizgeneralisierung letztlich generische Netzwerke werden. Statt einzelner Reizelemente werden visuell oder konzeptionell ähnliche Reize zu prototypischen Mustern zusammengefasst (beispielsweise ein wütendes Gesicht oder aggressiver Ton bei Kindesmisshandlung, die Sicht auf nackte Körper oder der Geruch von Körperflüssigkeiten bei sexueller Gewalt). In Bedrohungsnetzwerken sind diese Reizelemente an Reaktionsitems gebunden, die die kognitive, physiologische und emotionale Reaktion während des traumatischen Ereignisses darstellen. Das in der Folge entstehende soziale Bedrohungsnetzwerk führt dazu, dass bei Patientinnen mit einer Vorgeschichte von emotionalem

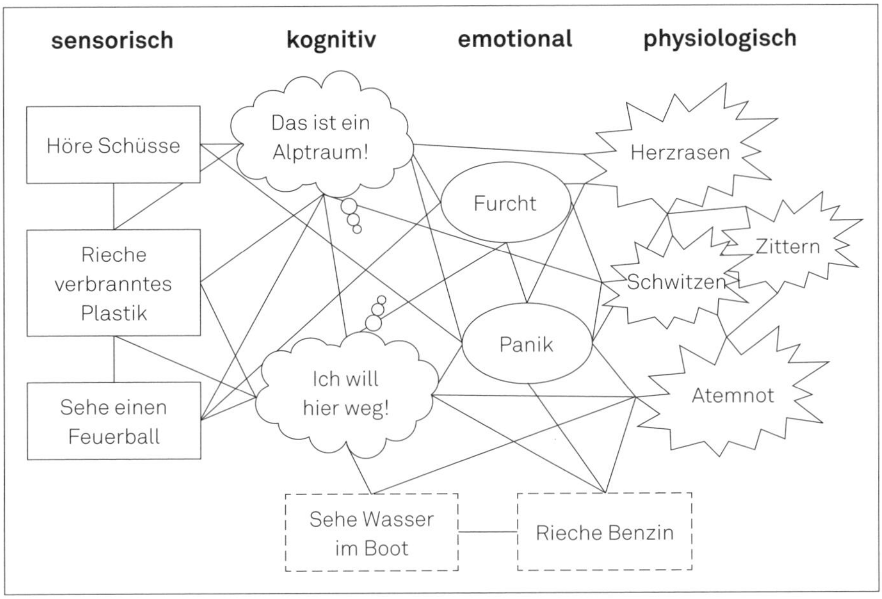

Abbildung 4: Erweiterung der Bedrohungsstruktur durch weitere traumatische Erlebnisse

Missbrauch und Vernachlässigung schon kleinste zwischenmenschliche Signale (etwa ein abwertender Gesichtsausdruck) eine für Außenstehende oft unerklärliche emotionale Reaktion auslösen können.

2.3 Kontextspeicher (kaltes Gedächtnis)

Kontextlernen

Das menschliche Gedächtnis besteht aus weit mehr als assoziativen Reiz-Reaktionsnetzwerken. Ein wesentlicher Bestandteil von episodischem Lernen ist die Abspeicherung des Kontextes der Lernerfahrung, die regelhaft mit der Bildung von assoziativen Gedächtnisstrukturen einhergeht. Das Kontextlernen ist der Schlüsselmechanismus für die aktive Kontrolle der Aktivität von Reiz-Reaktionsverbindungen wie dem Bedrohungsnetzwerk und ist ein zentraler Mechanismus von Extinktionslernen (Kindt, 2014; Craske, Treanor, Conway, Zbozinek & Vervliet, 2014). Das Kontextlernen berücksichtigt die Tatsache, dass ein Stimulus in einer bestimmten Situation eine Bedrohung signalisieren kann, während er in einem anderen raumzeitlichen Zusammenhang keinen Informationsgehalt hat oder gar Sicherheit anzeigt. Im Tierversuch lässt sich das in Extinktionsexperimenten zeigen. So lernen Versuchstiere, dass ein konditionierter Reiz, etwa ein Lichtsignal, dass einen Schmerzreiz ankündigt, in einem Käfig folgenlos bleibt, und es erfolgt dann eine konditionierte Schreckreaktion nur in Abhängigkeit des Käfigs. Bei Menschen könnte das bedeuten, dass beispielsweise Uniformen und Waffen in einem Kriegsgebiet eine Bedrohung darstellen, in zivilem Kontext aber mit Sicherheitskräften verbunden sind, bei denen sie eher Sicherheit signalisieren. In diesem Sinne verwenden wir gegenüber Patienten auch den Begriff „kaltes Gedächtnis" als Metapher für den Kontextspeicher.

Autobiografisches Gedächtnis

Beim Menschen besteht das Kontextwissen aus mehr als nur dem raumzeitlichen Zusammenhang einer Erfahrung. Als sogenanntes autobiografisches Gedächtnis bildet das Kontextwissen beim Menschen eine elaborierte kognitive Struktur, die eine zeitliche und räumliche Einordnung von Erinnerungen mit chronologischen und thematischen Ordnungsprinzipien bietet. Der autobiografische Kontext, auch konzeptueller Rahmen (Conway, 2001; Conway & Pleydell-Pearce, 2000; Schauer, Neuner & Elbert, 2011) der Erfahrung genannt, beinhaltet auch die Interpretation der Erlebnisse sowie die kohärente Verbindung einzelner Erlebnisse innerhalb der Biografie. Die grundlegende Ordnungsstruktur des autobiografischen Gedächtnisses ist die Chronologie. Sowohl der Ablauf einzelner Ereignisse als auch die zeitliche Abfolge verschiedener Ereignisse wird durch Kontextwissen festgehalten. Über die Reihenfolge von Erfahrungen hinaus gibt es aber weitere Prinzipien des autobiografischen Gedächtnisses. Die Biografie von erwachsenen Menschen wird in der Erinnerung eingeteilt in Lebensphasen, die sich an für die Person relevanten Themen (wie Tätigkeiten, Orte und wichtige Beziehungspersonen) orientieren (Conway & Pleydell-Pearce, 2000). Als verbal abrufbare ko-

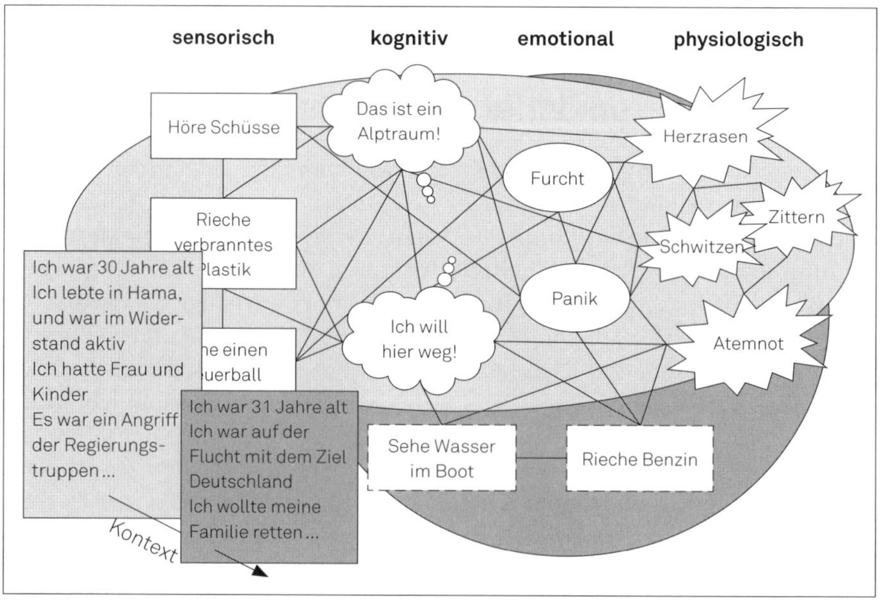

Abbildung 5: Einbettung der Bedrohungsstruktur in den Kontextspeicher

gnitive Struktur unterliegt das autobiografische Gedächtnis dem Prinzip der Kohärenz, das bedeutet, dass der Mensch bestrebt ist, die Informationen in der Autobiografie und die grundlegenden Annahmen über das Selbst in einen sinnvollen Bedeutungszusammenhang zu stellen. In Abbildung 5 ist exemplarisch die Einbindung einer assoziativen Erinnerung in den autobiografischen Kontext dargestellt. Die Zuordnung einzelner Elemente der assoziativen Struktur zu autobiografischem Wissen über die einzelnen Ereignisse erlaubt die Trennung der assoziativen Struktur, was eine Voraussetzung für die Kontrolle der assoziativen Struktur ist (vgl. hierzu auch die Vorlage „Bedrohungsnetzwerk und Kontextspeicher" im Anhang auf Seite 87).

2.4 Trennung der Bedrohungsstruktur vom Kontextspeicher

Dissoziation der Gedächtnissysteme

Gedächtnisbildung und -konsolidierung wird durch Stresshormone beeinflusst. Während assoziatives Lernen wie die Furchtkonditionierung durch Adrenalin und Noradrenalin gefördert wird, begrenzt eine hohe Dosis von Glukokortikoid-Stresshormonen die Aktivität des Hippocampus und somit das Kontextlernen (Cohen, Liberzon & Richter-Levin, 2009). Diese neurobiologischen Faktoren tragen dazu bei, dass eine Erinnerung, die unter extremen Belastungen abgespeichert wird, zwar eine intensive Bedrohungsstruktur, aber nur bruchstückhaftes Kontextwissen beinhaltet. Auch weitere Faktoren beeinträchtigen bei traumatisierten Menschen die korrekte Kodierung der autobiografischen Erinnerung. Gerade Ereignisse, welche die Betroffenen selbst schwer verstehen können, weil sie mit ungewöhnlichen Reaktionsweisen einhergehen oder den Grundannahmen widersprechen, können nur dann adäquat im autobiografischen Kontext abgespeichert werden, wenn sie erzählt und von einem Zuhörer verstanden werden. Furcht- oder schambedingtes Vermeidungsverhalten verhindert aber häufig das Sprechen über die traumatischen Erfahrungen, besonders über die als entsetzlich, grauenvoll oder schamhaft erlebten Details. Ebenso ist die Konsolidierung von episodischem Gedächtnis abhängig vom Schlaf in den Tagen nach den Lernerfahrungen. Genau der Schlaf ist aber, aufgrund der hohen Erregung durch die Bedrohung, massiv beeinträchtigt bei Überlebenden von traumatischen Erfahrungen.

Ohne eine korrekte Kodierung des Kontextes einer Bedrohungsstruktur gelingt es nicht, eine hemmende Kontrolle über die Reiz-Reaktionsstruktur zu etablieren (Kindt, 2014), was besonders fatal ist, wenn dieser Mangel einhergeht mit einer exzessiven Bedrohungsstruktur. So wird bei Herrn F. auch noch Monate oder Jahre nach seiner Flucht der Geruch von Benzin zur Aktivierung der Bedrohungsstruktur führen, er verspürt Panik, sieht sich im sinkenden Boot und hat Todesangst. Da wesentliches Kontextwissen, beispielsweise „Ich war damals 31 Jahre alt und auf der Flucht nach Deutschland" nicht adäquat enkodiert wurde, kann es keinen hemmenden Einfluss auf Herr F.s Wiedererleben ausüben, die Einsicht „Es ist vorbei, ich bin jetzt sicher" erreicht ihn nicht. Diese Unverbundenheit von assoziativem Lernen und Kontextlernen ist die Grundlage für die Symptome der PTBS. Ohne die umgebenden zeitlichen und räumlichen Kontextinformationen beinhalten intrusive Erinnerungen an Traumaerinnerungen zwangsläufig die „Hier und Jetzt"-Wahrnehmung des Gedächtnisses (Ehlers & Clark, 2000). Die fortgesetzte, leichte Aktvierung einer unkontrollierten Bedrohungsstruktur begründet die intrusiven Symptome der posttraumatischen Belastungsstörung, die aus dem wiederholten unkontrollierbaren Auftreten von angstbesetzten schmerzhaften Erinnerungen in der Form von Bildern, Gedanken und ganzen Filmen bestehen. In diesem Sinne sind aber auch dissoziative Symptome, wie wiederholtes Erschlaffen in Stresssituationen und Derealisationserfahrungen als Wiederaktivierung der Bedrohungsstruktur und somit als intrusive Symptome zu verstehen. Aber auch plötzlich auftretende soziale Gefühle, wie das unmittelbare Gefühl der Niederlage, oder ein generalisiertes Gefühl abgeschwächter Emotion wie bei der Depression kann letztlich eine ungehemmte Erinnerung darstellen.

Hier und Jetzt-Gefühl

2.5 Überlebensstrategien

Die Dissoziation von assoziativem Gedächtnis und Kontextgedächtnis ist die Grundlage für die intrusiven Symptome der PTBS. Es gibt jedoch keine Eins-zu-eins-Übersetzung der assoziativ-emotionalen und physiologischen Reaktion der Bedrohungsstruktur in unmittelbar beobachtbares Verhalten. Patienten entwickeln über die Jahre typische Bewältigungsstrategien, um mit ihrem Traumagedächtnis umgehen zu können. Häufig bilden sich diese Bewältigungsformen über verschiedene Situationen und über die Zeit hinweg als stabile Verhaltensweisen heraus, die wir dann als Überlebensstrategien bezeichnen. Die Störungstheorie der Narrativen Expositionstherapie geht davon aus, dass diese Strategien letztlich auch eine Grundlage für die sogenannte *Multifinalität* der Traumafolgen darstellen, also der Tatsache, dass traumatische Ereignisse nicht nur die PTBS, sondern eine Vielzahl von psychischen Störungen bedingen können, die sowohl externalisierende als auch internalisierende Verhaltensauffälligkeiten umfassen. Die Forschung hat gerade erst begonnen, zusätzliche Risikofaktoren und potenzielle Moderatoren zu identifizieren, die jenseits der Annahme eines Traumagedächtnisses spezifischere Verläufe von Verhaltensmustern nach Traumatisierungen vorhersagen können. Wahrscheinlich ergibt sich das spezifische Verhalten der Patientinnen aus der Interaktion der Entwicklungsgeschichte des Individuums mit genetischen Risikofaktoren (Cicchetti & Tucker, 1994). Als grobe Annäherung unterscheiden wir drei verschiedene Prototypen von Überlebensstrategien, die als Flucht, Kompensation und Desorganisation bezeichnet werden.

Multifinalität

Die Hauptstrategie des Fluchtverhaltens besteht darin, mit der traumatischen Erinnerung fertig zu werden, indem man versucht, nicht mit Erinnerungen an das traumatische Ereignis konfrontiert zu werden (Ehlers & Clark, 2000). Dazu gehören offene Vermeidungsstrategien in Bezug auf Auslöser der traumatischen Erinnerung, z. B. den Verzicht auf jede sexuelle Aktivität bei Opfern sexueller Gewalt. Die breite Generalisierung der Bedrohungsstruktur, insbesondere in Bezug auf soziale Stimuli, kann zu einer weit verallgemeinerten Interpretation sozialer Stimuli als potenziell bedrohlich und in der Folge zu einem umfassenden sozialen Rückzug führen. Interne Strategien der experimentellen Vermeidung bedingen zudem Grübeln und umfassen den Versuch, Gedanken an die schmerzhaftesten Aspekte der Traumata zu unterdrücken. Aus psychopathologischer Sicht ist diese Strategie mit internalisierenden Störungen wie Angststörungen und Depressionen verbunden.

Fluchtverhalten

Das gegenteilige Muster der Anpassung an traumatische Erinnerungen besteht in kompensatorischem Verhalten, das zu Aggression und Delinquenz führen kann. Diese Strategie ist besonders auch dann zu erwarten, wenn die wiederholte Erfahrung von Entwertung und Erniedrigung ein wesentlicher Bestandteil der traumatischen Erlebnisse war. Die Kompensation steht im Zusammenhang mit externalisierenden Symptomen einschließlich des Versagens, das Verhalten entsprechend den Erwartungen von Eltern, Gleichaltrigen, Lehrern und Behörden zu kontrollieren. Aggression und Regelverstöße sind dann als eine praktikable Strategie zu verstehen, um in einem feindlichen und bedrohlichen Umfeld sowohl Status als auch Zugehörigkeit zu gewinnen, was besonders dann relevant ist, wenn diese Grundmotive in der Entwicklung massiv missachtet wurden. Überzufällig häufig entwickeln männliche Überlebende von Kindesgewalt neben reaktiven Formen von Aggression auch Lust auf Provokation und gewalttätige Auseinandersetzung. Wenn ihr Bedrohungsnetzwerk aktiviert wird, werden sie wütend und spüren ein intensives Verlangen nach Gewalt (Elbert, Schauer & Moran 2018). Zum besonderen Umgang mit Personen, die eine derartige appetitive Aggression entwickelt haben und die als Täter aufgefallen sind, wurde eine spezielle Form der Narrativen Expositionstherapie, die *FORNET* entwickelt (vgl. Kapitel 4.2.2)

Kompensatorisches Verhalten

Die dritte Variante der Anpassung an die Folgen von Misshandlung besteht aus unorganisiertem Verhalten, einschließlich emotionaler Instabilität, zwiespältigen und instabilen Beziehungen, einem hohen Maß an negativen Affekten und Reizbarkeit, Angst vor Verlassenwerden, Selbstverletzung und Selbstmordgedanken. Dieses Muster von Symptomen ist typisch für die Borderline-Persönlichkeitsstörung, lässt sich aber bereits bei misshandelten Kindern in der Kindheit beobachten (Rogosch & Cicchetti, 2005). Obwohl die Borderline-Persönlichkeitsstörung oft mit sexuellem Missbrauch in Verbindung gebracht wurde, gibt es Hinweise, dass der emotionale Missbrauch und Vernachlässigung eine starke Rolle für die Entwicklung von Borderline-Symptomen spie-

Unorganisiertes Verhalten

len (Johnson et al., 2000; Baird, Veague & Rabbitt, 2005; Levy, 2005). Es scheint, dass das unorganisierte Verhalten die marginal regulierte Aktivität des Bedrohungsnetzwerks mit starken und intensiven emotionalen Reaktionen auf Hinweise widerspiegelt, die an emotionale Misshandlung erinnern, wie z. B. Drohungen mit Zurückweisung. Symptome einer Borderline-Persönlichkeitsstörung gehen mit emotionalen Schwierigkeiten, wie z. B. einer Negativität oder Sensibilität für negative Emotionen, sowie einer Intoleranz gegenüber Emotionen einher. Während Flucht- und Kompensationsverhalten im Prinzip funktional sein kann, um in einer als feindlich wahrgenommenen Umgebung ein Auskommen zu sichern, ist es schwierig, einen adaptiven Wert oder eine Funktionalität in dem unorganisierten und impulsiven Verhalten wahrzunehmen, das eher kurzfristigen Bedingungen als einer organisierten Strategie zu folgen scheint. Bisher gibt es nur wenige Untersuchungen zur Bestimmung der ökologischen und genetischen Faktoren, die zu dieser Entwicklung beitragen. Gegenwärtige Überlegungen (Crowell, Beauchaine & Linehan, 2009) betonen die Rolle einer mangelhaften Impulskontrolle, die früh in der Kindheit erworben wird.

2.6 Die Begründung und Logik der NET

Gegenwärtige Erkenntnisse im Bereich der Behandlung von Angststörungen zeigen, dass die Wiederherstellung eines Kontextes für dysfunktionale Stimulus-Reaktionsverbindungen der Schlüsselmechanismus für die Extinktion und damit das Verlernen von Furcht ist (Craske et al., 2008; Craske et al., 2014; Kircanski, Lieberman & Craske, 2012). Dementsprechend ist das Ziel der NET, die vorliegende Dissoziation von Bedrohungsstruktur und Kontextwissen aufzulösen. Kontextwissen kann auf unterschiedliche Art und Weise gelernt werden. Neben der unmittelbaren Erfahrung, dass bestimmte Reize in Abhängigkeit des Kontextes eine Bedrohung oder Sicherheit signalisieren können, kann der Kontext der Lernerfahrungen beim Menschen auch durch die Veränderung der autobiografischen Erinnerung wiederhergestellt werden.

Rekonstruktion des Kontextes

Mit der detaillierten Erzählung der traumatischen Erlebnisse soll ein konsistenter autobiografischer Kontext der traumatischen Ereignisse wiederhergestellt und mit der Bedrohungsstruktur verbunden werden. Im Prinzip sollen so kalte Erinnerungen an die heißen Erinnerungen gebunden werden. Dazu konstruiert der Klient mithilfe des Therapeuten eine chronologische Erzählung seiner Lebensgeschichte mit Fokus auf die traumatischen Erfahrungen. Innerhalb eines vordefinierten Zeitrahmens, in der Regel etwa sechs bis vierzehn 90-minütige Sitzungen, werden die fragmentierten Berichte über die traumatischen Erfahrungen in eine zusammenhängende Erzählung geformt, die schriftlich dokumentiert wird. Dieses Verfahren beinhaltet die Rekonstruktion einer sinnvollen Erzählung für den Patienten, die mit einer realistischen und adaptiven Selbstdarstellung kompatibel ist. Für Überlebende von häuslicher oder organisierter Gewalt kann die Aussage verschriftlicht und für Menschenrechtszwecke verwendet werden.

3 Diagnostik und Indikation

3.1 Diagnostik traumatischer Erfahrungen über die Lebensspanne

Bestandteile der klinischen Diagnostik zu Beginn einer NET

1. Erhebung traumatischer Erfahrungen über die Lebensspanne.
2. Erfassung aktueller Belastungen und Stressoren.
3. Diagnostik der PTBS und komorbider Störungen.
4. Erfassung potenzieller Therapiehindernisse.
5. Indikationsstellung.

Der diagnostische Prozess wird in der Narrativen Expositionstherapie nicht nur als Voraussetzung, sondern als essenzieller Bestandteil der Behandlung gesehen. In der Diagnostik findet die erste Konfrontation mit traumatischen Erinnerungen statt, somit kann der Umgang mit dem Thema bereits richtungsweisend für den weiteren Behandlungserfolg sein. Für die Narrative Expositionstherapie ist eine Diagnostik erforderlich, die gegenwärtige Standards in der Erfassung von traumatischen Erlebnissen, posttraumatischen Symptomen und typischer Komorbidität aufgreift. Der besondere Fokus der NET liegt dabei in der Erfassung der traumatischen Erlebnisse in einer Lebensspannenperspektive, von Kindheit zu Erwachsenenalter, wobei auch Ereignisse eingeschlossen werden sollen, die nicht die gängigen Kriterien für Traumata aus den diagnostischen Manualen erfüllen, wie beispielsweise emotionaler Missbrauch. Eine Schwierigkeit bei der Erfassung der PTBS liegt darin, dass gegenwärtig alle diagnostischen Instrumente einschließlich den Gold-Standard-Instrumenten (CAPS, vgl. Kapitel 3.3) die Identifikation eines sogenannten Index-Traumas verlangen, also des schlimmsten Ereignisses, worauf die Symptomatik bezogen wird. Dieses Vorgehen ist in der Theorie genauso wie in der praktischen Anwendung wenig begründbar und widerspricht den grundlegenden Annahmen der Störungstheorie. In Ermangelung von validierten Instrumenten, die der Komplexität des Traumagedächtnisses Rechnung tragen, ist der Rückgriff auf diese Instrumente aber durchaus praktikabel (vgl. hierzu auch die Karte „Checkliste Diagnostik“ am Ende des Buches).

In der Regel haben Menschen, die unter Traumafolgestörungen leiden, nicht nur eine traumatische Erfahrung in ihrem Leben gemacht, sondern berichten im diagnostischen Gespräch eine Reihe von belastenden Erfahrungen, die sich oft über verschiedene Lebensabschnitte erstrecken. Eine möglichst genaue Erfassung solcher Erfahrungen stellt bereits die erste Herausforderung für das diagnostische Gespräch dar. Unsere Erfahrung zeigt, dass an dieser Stelle der Einsatz standardisierter bzw. strukturierter Verfahren hilfreich sein kann, allerdings müssen diese an die besonderen Bedürfnisse und gegebenenfalls Hindernisse (beispielsweise mangelnde Sprachkompetenz) bei dem jeweiligen Patienten angepasst werden. Essenzieller Bestandteil der Diagnostik sind sogenannte Ereignischecklisten (vgl. auch Tabelle 1), die das Vorliegen unterschiedlicher Typen belastender oder traumatischer Erfahrungen mittels geschlossener Fragen erfassen. Dazu bieten sich entweder bereits validierte Listen mit allgemeinen Traumata an, z. B. die „Life Event Checklist“ (LEC; Weathers et al., 2013a) sowie zusätzliche Checklisten, die für den spezifischen Kontext des Patienten entwickelt wurden, beispielsweise eine Ereignischeckliste für Überlebende organisierter Gewalt (vgl. Tabelle 1) oder aber eine spezifische Checkliste für Einsatzkräfte der Feuerwehr. Eine diagnostische Untersuchung am Beginn einer NET sollte immer auch potenziell belastende und traumatische Erfahrungen in Kindheit und Jugend erfassen. Das sollte unabhängig vom Alter des Patienten sowie vom Traumatyp, den der Patient spontan berichtet, erfolgen. Beispielsweise ist gut belegt, dass Belastungen bei Erwachsenen und Kindern aus Kriegs- und Krisenregionen nicht nur auf die Erfahrung organisierter Gewalt begrenzt sind, sondern eine Vielzahl anderer ungünstiger oder traumatischer Erlebnisse wie ein erhöhtes Vorkommen von Kindesmissbrauch, Partnergewalt oder Armut umfassen. Auch diese Ereignisse müssen bei der Diagnostik potenziell traumatischer Erfahrungen berücksichtigt werden. Da in einer Behandlung mit der NET in jedem Fall auch die frühen Lebensjahre zur Sprache kommen, ist es für Patient und Therapeut erleichternd, wenn auch zu diesem Lebensabschnitt schon erste Anknüpfungspunkte aus der Diagnostik vorliegen. Hilfreich sind auch hier wieder standardisierte Fragebögen zu Kindesmissbrauch oder auch elterlichem Erziehungsverhalten (vgl. Tabelle 1).

Ereignis-Checklisten

Von der Verwendung offener Fragen wie „Können Sie beschreiben, welche schlimmen Ereignisse Sie auf der Flucht durchlebt haben?“ ist in dieser Phase grundsätzlich abzuraten, da sie gerade bei mehrfach traumatisierten Menschen schnell dazu führen können, dass der Patient durch verschiedenste, einschießende Erinnerungen überwältigt wird oder endlich die Gelegenheit nutzen möchte, über die Erlebnisse zu reden – auf eine detaillierte Exploration der Ereignisse ohne entsprechende Vorbereitung ist aber unbedingt zu verzichten. Ein direktives Vorgehen seitens der Therapeutin bei der Erfassung traumatischer Erfahrungen eignet sich besser. Sie kann das Gespräch auf diese Weise leichter kontrollieren und lenken, sodass der Patient nicht unnötig Gedächtnisdetails der vergangenen belastenden Ereignisse aktivieren muss. Gerade bei schambesetzen Themen, z. B. der Frage nach sexuellen Übergriffen, hilft es dem Patienten zudem, wenn der Therapeut als erster Worte für die vermeintlich unaussprechbaren Erfahrungen findet und anbietet. Aus unserer Erfahrung heraus ist davon abzuraten, der Patientin Fragebögen nach potenziell traumatischen Erlebnissen zur selbstständigen Bearbeitung vorzulegen (weder am Bildschirm, noch auf Papier) oder nach Hause mitzugeben, solche Instrumente sollten immer in Interviewform in einem gemeinsamen Gespräch durchgeführt werden. So kann man dadurch möglichen Vermeidungstendenzen im Sinne einer ausbleibenden Bearbeitung entgegenwirken und zum anderen wird so vermieden, dass der Patient ganz allein mit evtl. belastenden Erinnerungen beim Ausfüllen der Traumafragebögen zurechtkommen muss. Auf der anderen Seite ist die Beobachtung körperlicher, emotionaler und motorischer Reaktionen auf Erinnerungen an traumatische Erfahrungen, wie sie bei der Patientin während eines klinischen Interviews auftreten können, diagnostisch äußerst wertvoll für den Therapeuten. Bei traumatisierten Patientinnen mit Kriegs- und Fluchthintergrund stellt der Einsatz von Selbstauskunft-Fragebögen oft auch deshalb keine Option dar, weil die Fragebögen nicht in der Muttersprache des Patienten vorliegen oder – selbst wenn das der Fall sein sollte – die Antworten dann für den Therapeuten nicht verständlich sind.

Patienten, die bei der Diagnostik vergangener traumatischer Erfahrungen sehr ausufernd schildern und bereits von sich aus viele Details berichten, müssen durch die Therapeutin begrenzt werden, um ein zu starkes und belastendes Wiedererleben zu vermeiden. Wichtig ist an der Stelle, dass die Bereitschaft und der Mut des Patienten, so offen über traumatische Erfahrungen der Vergangenheit zu berichten, durch die Therapeutin gewürdigt werden und ein Hinweis erfolgt, dass spätere Therapiesitzungen genügend Möglichkeiten bieten, um ausführlich über jedes der angesprochenen Erlebnisse zu reden.

3.2 Diagnostik aktueller Belastungen und Stressoren

Belastungsfragebögen

Neben der Exploration vergangener potenziell traumatischer Erfahrungen sollte eine umfassende Diagnostik auch Fragen zu aktuellen Belastungen beinhalten. Man kann auch hier wieder ein strukturiertes Instrument bzw. eine Checkliste wie die „Postmigration Living Problem Checklist“ (Silove, Sinnerbrink, Field, Manicavasagar & Steel, 1997) für geflüchtete Patienten verwenden, oder aber gezielte Fragen zu aktuellen Stressoren im Alltag des Patienten stellen. Fragen zu den folgenden Themenbereichen haben sich in unserer Erfahrung als hilfreich erwiesen: (1) sozioökonomische Bedingungen wie Einkommen, berufliche Perspektive, finanzielle Sorgen etc., (2) soziale und interpersonelle Faktoren, z. B. Trennung von der Familie, familiäre oder partnerschaftliche Auseinandersetzungen aber auch sozialer Ausschluss oder Diskriminierungserfahrungen, (3) spezifisch bei asylsuchenden Patienten: asylbezogene Faktoren, insbesondere der Aufenthaltsstatus. Eine Kenntnis aktueller Belastungen ist v. a. mit Blick auf die Indikationsstellung unerlässlich (vgl. Kapitel 3.4).

3.3 Diagnostik der Symptomatik

Im Anschluss an die Abfrage der Lebensereignisse wird die daraus resultierende klinische Symptomatik erfasst. Die Exploration der psychopathologischen Symptome dient vor allem der Feststellung, ob eine posttraumatische Belastungsstörung vorliegt oder nicht und ob damit die Hauptindikation für die Durchführung einer Narrativen Expositionstherapie gegeben ist. Wie in Kapitel 4.2 geschildert werden wird, zeigen zahlreiche kontrollierte Behandlungsstudien, dass sich die Symptome einer PTBS erfolgreich mit der NET behandeln lassen. Auch wenn die Therapie gelegentlich auch bei anderen Störungsbildern angewendet wurde, ist die Therapie auf der Grundlage der gegenwärtigen Evidenz dann zu empfehlen, wenn die PTBS die primäre psychische Störung darstellt, die Traumatisierung also als Ursache der Pathologie anzunehmen ist, auch wenn sie von komorbiden Störungen begleitet wird. Allerdings können ebenfalls Patienten mit einer subsyndromalen Ausprägung der posttraumatischen Symptome von einer Behandlung profitieren, solange die Symptome mit Leidensdruck oder Beeinträchtigungen in der Lebensführung oder Lebensqualität verbunden sind.

Klinisches Interview

Als diagnostische Instrumente eignen sich grundsätzlich Verfahren, die sich an den Kriterien des DSM-5 orientieren. Zur Diagnosestellung ließe sich das halbstrukturierte klinische Interview DIPS Open Access (Margraf, Cwik, Suppiger & Schneider, 2017) verwenden, welches in dem Teil zur PTBS auch eine Reihe von Einstiegsfragen zu unterschiedlichen potenziell traumatischen Lebensereignissen enthält. Die Durchführung eines klinischen Interviews hat zudem den Vorteil, dass damit recht pragmatisch auch komorbide Störungen erfasst werden können.

CAPS

Einen deutlich genaueren Überblick über das Vorhandensein und die Schwere der traumabezogenen Symptomatik liefert das CAPS (Clinician Adminstered PTSD Scale, Cwik & Woud, 2015), welches international als Goldstandard der Diagnosestellung der PTBS gilt. Das CAPS ist ein DSM-5 basiertes strukturiertes klinisches Interview, anhand dessen die Diagnose und der Schweregrad der PTBS für unterschiedliche Zeiträume erfasst werden kann. So kann mittels des CAPS neben einer aktuellen PTBS-Diagnose auch eine Lebenszeitdiagnose getroffen werden. Für Kinder und Jugendliche liegt eine gesonderte Version des CAPS, das CAPS-CA, vor (deutsche Version: Ulmer Onlineklinik, 2019). Von beiden Übersetzungen wurden aber noch keine validierten Versionen veröffentlicht. Zu beachten ist bei der CAPS, dass dieses Interview nur durch erfahrene und geschulte Diagnostiker durchgeführt werden darf und sehr zeitintensiv ist. Allerdings liefert eine so genaue Exploration der Symptome oftmals wertvolle Erkenntnisse auf Einzelitemebene, die bei der Indikationsstellung und Therapieplanung berücksichtigt werden können.

Tabelle 1: Beispiele für diagnostische Verfahren zur Erfassung der Traumageschichte sowie der aktuellen Symptomatik

Erfassung (potenzieller) traumatischer Ereignisse über die Lebensspanne	Potenziell traumatische Lebensereignisse (allgemein)	• Life Event Checklist for DSM-5 (LEC-5; Weathers et al., 2013a)
	Familiäre Gewalt und Missbrauch	• Belastende Kindheitserfahrungen (KERF; Isele, Teicher, Ruf-Leuschner et al., 2014) • Childhood Trauma Questionnaire (CTQ; Wingenfeld et al., 2010)
	Organisierte Gewalterfahrungen (Krieg, Folter)	• War and Adversity Exposure Checklist (WAEC; Ibrahim, Ertl, Catani, Ismail & Neuner, 2018b)
Diagnostik der PTBS	Klinisches Interview	• Clinician Administered PTSD Scale (CAPS), deutschsprachige Versionen für Kinder und für Erwachsene (Ulmer Onlineklinik, 2019) • UCLA PTSD Reaction Index for DSM-5 (PTSD-RI-5) für Kinder und Jugendliche (Kaplow et al., 2020)
	Selbstbericht-Fragebogen für Erwachsene	• Deutsche Version der Posttraumatic Stress Disorder Checklist für DSM-5 (PCL-5; Krüger-Gottschalk et al., 2017)
	Interview für Kinder und Jugendliche	• Posttraumatic Stress Interview for Children (KID-PIN; Ibrahim, Catani & Neuner, 2021)
Diagnostik komorbider Symptome/ Störungen	Klinisches Interview	• DIPS Open Access (Margraf, Cwik, Suppiger & Schneider, 2017)
	Darüber hinaus gängige Selbstbericht-Fragebögen zu Störungen/ Symptomen, die häufig komorbid zur PTBS auftreten (Depression, Substanzbezogene Störungen, Somatisierung etc.)	

Zeitsparender, allerdings weniger genau, lässt sich die PTBS anhand des Fragebogens PCL-5 (PTSD Checklist for DSM-5, Weathers et al., 2013b; deutschsprachige Version: Krüger-Gottschalk et al., 2017) erfassen. Die PCL-5 liegt in unterschiedlichen Sprachen vor und wird üblicherweise von der Patientin im Selbstbericht durchgeführt. Sie erfragt anhand von 20 Items die DSM-5-Symptome einer PTBS. Neben einer Einschätzung der Symptomschwere kann durch den Fragebogen auch eine vorläufige Diagnose der PTBS gestellt werden. Ähnlich wie bei der Erfassung der Traumageschichte ist auch bei der Diagnostik der klinischen Symptome davon abzuraten, sich ausschließlich auf den Selbstbericht der Patientin zu verlassen. Gerade bei Patientinnen mit komorbider Symptomatik entsteht häufig die Schwierigkeit, dass Symptome angegeben werden, die nicht unbedingt Bestandteil der PTBS, sondern möglicher komorbider Probleme sind. Beispielsweise werden Schlafprobleme oder auch Konzentrationsschwierigkeiten angegeben, die eher Ausdruck einer depressiven Problematik sind, nicht aber zwingend mit dem erlittenen Trauma in Verbindung stehen. Eine solche Differenzierung ist für den Patienten allein kaum möglich, daher sollte auch ein Fragebogen wie der PCL-5 in Interviewform in einem gemeinsamen Gespräch bearbeitet werden. Bei Personen mit dissoziativer Symptomatik lohnt es sich, schon im Zuge der Diagnostik diese genauer abzuklären. Mit der Shut-D-Skala lassen sich der Leidensdruck durch Dissoziation und die erwartbaren Schwierigkeiten für die Therapie erfassen (Schalinski, Schauer & Elbert, 2015).

PTBS-Fragebögen

Dissoziativer Subtyp

Einsatz von Dolmetschern in der Diagnostik

In der diagnostischen und therapeutischen Arbeit mit traumatisierten Patienten mit Flucht- oder Migrationshintergrund ist häufig der Einsatz eines Dolmetschers notwendig. Für eine ausführliche Beschreibung der Zusammenarbeit mit Dolmetschern im psychotherapeutischen Setting sei auf einschlägige Literatur verwiesen (Ruf, Schauer & Elbert, 2018; Liedl, Böttche & Abdallah-Steinkopf, 2016). An dieser Stelle sollen lediglich einige Hinweise erfolgen, die sich spezifisch auf den Einsatz von Dolmetschern im Rahmen einer Narrativen Expositionstherapie beziehungsweise der vorher stattfindenden Diagnostik beziehen. Grundsätzlich ist anzumerken, dass eine Dolmetscherin mögliche eigene traumatische Erfahrungen gut verarbeitet haben und psychisch stabil sein sollte. Gerade wenn der Dolmetscher in der Vergangenheit ganz ähnliche Kriegs- oder Fluchterfahrungen wie der Patient gemacht hat, könnte er während der Diagnostik an eigene Traumata erinnert und durch angstbesetzte Bilder, Gedanken oder Körperempfindungen überwältigt werden. In einem solchen Zustand wäre der Dolmetscher selbst hilfsbedürftig und in seiner Fähigkeit, sich konzentriert auf die Übersetzung und den Patienten einzulassen, deutlich eingeschränkt. Eine solche Situation sollte dadurch vermieden werden, dass sich der Therapeut bzw. Diagnostiker ausreichend Zeit nimmt, den Dolmetscher vorab ausreichend kennenzulernen, über mögliche Risiken aufzuklären und umfassend zu schulen.

Hinweise zum Einsatz einer Dolmetscherin in der Diagnostik (Am Beginn einer NET)

1. In einem einführenden, persönlichen Gespräch mit der Dolmetscherin werden auch eigene traumatischen Erfahrungen sowie mögliche psychische Belastungen, die daraus resultieren, thematisiert.
2. Die Dolmetscherin hat eine einführende Schulung zu Themen wie Trauma, PTBS, Diagnostik von Traumafolgestörungen (gegebenenfalls auch zum Vorgehen in der späteren Therapie) erhalten.
3. Die Dolmetscherin wird vorab über den genauen Ablauf und die Themen der diagnostischen Untersuchung informiert.
4. Psychopathologische Fachbegriffe wurden gegebenenfalls vorab geklärt.
5. Falls verfügbar, kommt die jeweilige Übersetzung eines Fragebogens oder Interviews zum Einsatz beziehungsweise liegt der Dolmetscherin als Übersetzungshilfe vor.
6. Die Dolmetscherin ist darin geschult, auch intime und möglicherweise schambesetzte Fragen (beispielsweise zu erlebten sexuellen Übergriffen oder zu suizidaler Ideation) ruhig und flüssig zu übersetzen.

3.4 Besonderheiten bei der Indikationsstellung

Die NET wurde als Kurzzeit-Verfahren zur Behandlung von traumatisierten Überlebenden organisierter Gewalt entwickelt, welches pragmatisch in unterschiedlichen Kulturen und Settings durchgeführt werden kann. Auch wenn es für diese Patientengruppen die stärkste wissenschaftliche Evidenz gibt, ist die NET ebenso indiziert für Patientinnen, die nicht durch Krieg, Verfolgung oder Flucht traumatisiert wurden, sondern durch andere Ereignisse wie z. B. Kindesmissbrauch oder Unfälle. Diesbezüglich ist anzumerken, dass häufig auch Überlebende organisierter Gewalt in der NET nicht nur Kriegsereignisse thematisieren, sondern auch Gewalterfahrungen in der Familie, schwere Erkrankungen oder das Erleben einer Naturkatastrophe. Diese nicht kriegsbezogenen Erfahrungen nehmen in einigen Fällen sogar den meisten Raum während der Therapie ein, das gilt insbesondere für Traumata in der Kindheit.

PTBS als Indikation

Während also die Art der Traumatisierung keine entscheidende Rolle für die Indikation einer Behandlung mit NET spielt, ist die klinische Symptomatik der Patientin umso wichtiger. Legt man die vorhandene wissenschaftliche Evidenz zugrunde (vgl. Kapitel 4.2), eignet sich die NET grundsätzlich für Patienten, bei denen eine PTBS die primäre Störung bildet. Bestehen zusätzlich noch komorbide psychische Erkrankungen, muss vor allem bestimmt werden, inwieweit diese bereits vor dem Trauma vorlagen oder sich erst in der Folge entwickelt haben. Falls ersteres zutrifft, sollte für die Behandlung auf ein gesondertes, speziell für die spezifische Störung entwickeltes Therapieangebot zurückgegriffen werden. Psychische Syndrome, die neben der PTBS bestehen und auch eine Traumafolge darstellen, können durchaus von einer Behandlung mit NET profitieren. So zeigen erste Evaluationsstudien, dass sowohl Depression als auch dissoziative Symptome, die Borderline-Persönlichkeitsstörung und komplexe Traumafolgestörungen nach einer NET Besserung erfahren (Halvorsen, Stenmark, Neuner & Nordahl, 2014; Pabst et al., 2012; Pabst et al., 2014; Steuwe et al., 2016; Schauer et al., 2020). Gerade bei selbstverletzendem Verhalten oder dissoziativer Symptomatik zögern Therapeuten häufig, ein konfrontatives traumafokussiertes Verfahren anzuwenden. Diesbezüglich konnten erste Behandlungsstudien mit Patientinnen mit komorbider Borderline-Persönlichkeitsstörung zeigen, dass eine NET ohne vorherige Stabilisierungsphase sehr gut durchführbar ist und angenommen wird und mit einer erheblichen Symptomverbesserung sowohl der Traumasymtpomatik als auch der Borderline-Symptomatik verbunden ist. Dies gilt auch für einen stationären Therapiekontext. Sofern ausreichend Behandlungsressourcen vorhanden sind, lässt sich die NET auch als individuelles Therapieangebot für Patientinnen mit PTBS und komorbider Borderline-Persönlichkeitsstörung in psychiatrischen oder psychosomatischen Stationen durchführen (Steuwe et al., 2016).

Komorbide Störungen

Kontraindikation

Im ambulanten Kontext gelten für die NET ganz ähnliche Kontraindikationen wie auch für jede andere Psychotherapie, beispielsweise akute Selbstgefährdung (im Sinne mangelnder Absprachefähigkeit) oder der fortgesetzte Gebrauch psychotroper Substanzen. Eine substanzbezogene Störung (Alkohol oder andere Suchtmittel) bildet kein grundsätzliches Ausschlusskriterium, muss aber vor der NET ausreichend thematisiert und gegebenenfalls behandelt werden. Die Traumakonfrontation kann in diesen Fällen nur dann stattfinden, wenn der Patient sich glaubhaft darauf einlassen kann, für die Dauer der Therapie abstinent zu bleiben oder den Konsum so weit zu kontrollieren, dass im Anschluss an die Sitzungen kein Alkohol konsumiert wird. Die Gefahr ist ansonsten groß, dass ein Suchtmittel wie Alkohol während der Therapie zu Selbstmedikationszwecken eingesetzt wird, vor allem falls es nach einer Sitzung zur Symptomverstärkung kommt (intrusive Erinnerungen oder Alpträume). Ein Gebrauch von antidepressiven Medikamenten neben der Therapie ist unkritisch, dagegen gelten Benzodiazepine als Kontraindikation der NET.

Drogen und Alkohol

Bei der Indikationsstellung müssen grundsätzlich auch Überlegungen einfließen, die die aktuelle Lebenssituation der Patientin betreffen. Zentrale Fragen sind hier „Befindet sich die Patientin ganz aktuell noch in realer Gefahr?“ und „Sind die ganz grundlegenden Bedürfnisse der Patientin, bspw. nach Nahrung, einer sicheren Unterkunft und medizinischer Versorgung sichergestellt?“ Solche Fragen spielen nicht selten bei Patienten mit Fluchthintergrund

Sicherheit der Patientin

eine Rolle, die häufig temporär in großen Aufnahmeeinrichtungen untergebracht werden, oder aber bei Opfern von Beziehungsgewalt, die möglicherweise zum Zeitpunkt der Therapie noch von einem Partner bedroht werden. Typischerweise gilt, dass sich traumakonfrontierende Therapie nicht für Personen eignet, die sich ganz aktuell in realer Gefahr befinden, d. h. Übergriffe durch einen Partner fürchten müssen oder etwa durch andere Mitbewohner in einer Großraumunterkunft. Bei anhaltender Bedrohungslage bestehen über die Traumasymptome hinaus auch anhaltende Ängste, die auf reale Gefahren zurückgehen und weder pathologisch noch sinnvoll behandelbar sind. Unter diesen Bedingungen ist das Ziel der Behandlung die Trennung von Erinnerungen und gegenwärtigen Gefahren. Vorsicht ist geboten, jedoch gibt es erste, vielversprechende Hinweise, dass die NET auch Frauen hilft, die während der Therapiezeit von Partnergewalt betroffen sind (Orang et al., 2018). Dieselbe Vorsicht gilt auch bei Kindern, die immer noch in einem gewalttätigen häuslichen Umfeld leben oder im Schulalltag von Bullying betroffen sind. Für all diese Beispiele gilt, dass vor Beginn einer traumafokussierten Therapie Sicherheit im Sinne körperlicher Unversehrtheit hergestellt werden muss. Dazu sind in der Regel Interventionen von Seiten anderer Berufsgruppen (Sozialarbeiter, Jugendämter, Flüchtlingsorganisationen etc.) notwendig. Weiterhin muss, zumindest für die Dauer der Therapie, davon ausgegangen werden können, dass der Patient in der Umgebung der Behandlungseinrichtung untergebracht verbleibt, und nicht einer anderen Kommune zugewiesen wird.

Kognitive Leistungsfähigkeit

Darüber hinaus ist zu beachten, dass eine imaginative Exposition die grundsätzliche Fähigkeit voraussetzt, eine biografische Traumaerinnerung abzurufen und dieses innere Bild freiwillig zu halten, um ausführlich darüber erzählen zu können, während man im Gespräch mit einem Zuhörer ist. Dies ist eine anspruchsvolle kognitive Leistung, die bspw. junge Kinder, deren episodisches Gedächtnis noch nicht entsprechend entwickelt ist, oder Patienten mit einer fortgeschrittenen demenziellen Erkrankung, einem Wahn, einer höhergradigen Intelligenzminderung oder einer durch das Trauma verursachten Hirnschädigung möglicherweise nicht erbringen können. In solchen Fällen bietet sich statt einer imaginativen Exposition eine *In-vivo*-Konfrontation mit befürchteten Situationen, Gegenständen und Orten an; also Dingen, die man anfassen und in der Realität erfahren kann.

Fallbeispiel: Adil F.

Der 35 Jahre alte Adil F. kommt auf Anraten seiner Sozialarbeiterin zu einem Erstgespräch. Der Patient ist vor vier Jahren mit seiner Familie aus Hama in Syrien nach Deutschland geflüchtet. Bereits seine Kindheit war durch zahlreiche traumatische Erfahrungen (früher Tod des Vaters, körperlicher Missbrauch durch den Onkel, Vergewaltigung durch einen Schullehrer) gekennzeichnet. Seit Beginn der politischen Unruhen mit anschließendem Bürgerkrieg in Syrien erlebte Herr F. wiederholt gewaltsame Übergriffe durch Soldaten, Hausdurchsuchungen sowie zwei Verhaftungen mit mehreren Folterepisoden. Auf der Flucht über die Türkei ist auf der Bootsüberfahrt sein jüngster, vierjähriger Sohn ertrunken.

Er wohnt aktuell mit seiner Frau, seiner 10-jährigen Tochter Samira und dem vor zwei Jahren geborenen Sohn Amir in Bielefeld. Herr F. berichtet, dass diverse Bemühungen, irgendwo Arbeit zu finden, in der Vergangenheit gescheitert seien, möglicherweise seien auch seine schlechten Deutschkenntnisse daran schuld.

Der Patient berichtet von belastenden Erinnerungen an traumatische Erlebnisse in der Kindheit (Schläge durch Onkel) und während der Kriegszeit und Flucht. Vor allem müsse er immer wieder an den Tod seines Sohnes während der Bootsüberfahrt denken und sehe „immer und immer wieder das Bild, wie ich ihn nicht halten konnte". Die schrecklichen Erinnerungen seien gepaart mit starken körperlichen Gefühlen (Herzrasen, Schwitzen), Angstzuständen aber auch anschließenden Gefühlen von Leere und Traurigkeit. Er habe auch mehrmals wöchentlich Alpträume und könne aus Angst davor kaum einschlafen. Er sei daher tagsüber „so gut wie immer müde" und auch zu Hause „zu nicht viel zunutze". Den Deutschkurs habe er bereits vor Monaten abgebrochen, da er sich überhaupt nicht habe konzentrieren können, die Gedanken an die schrecklichen Ereignisse hätten ihn auch da verfolgt. Seit ungefähr einem Jahr fühle er sich fast durchgängig niedergeschlagen, häufig auch angespannt. Es gebe kaum noch Dinge, die ihm Freude bereiten würden, was sicherlich auch damit zu tun habe, dass er in Deutschland in der Fremde sei. Er würde gerne besser Deutsch sprechen und verstehen, aber sein Kopf sei immer „voller schrecklicher Bilder und Schmerzen". Er habe große Schuldgefühle, einerseits weil er seinen kleinen Sohn auf dem Boot nicht habe retten können und auch, weil er seiner Familie kein besseres Leben bieten könne. Er fühle sich manchmal „alt wie ein Greis". Er sei oft hoffnungslos in Bezug auf seine Zukunft, einzig und allein die Kinder würden ihn davon abhalten, sein Leben zu beenden. Manchmal wünschte er sich dennoch, einfach tot zu sein, um „die ganze Qual loszuwerden".

Er habe wegen all dieser „Probleme im Kopf" auch schon einen Psychiater aufgesucht, der ihm Paroxetin verschrieben habe. Seit ca. sechs Monaten nehme er das Medikament in der Dosis 20 mg/Tag.

Diagnostik

In zwei diagnostischen Sitzungen wurde Herr F. mit dem klinischen Interview DIPS Open Access befragt, außerdem wurden die PCL-5 sowie die Depressionsskala der Hopkins Symptom Checklist (HSCL; Derogatis, Lipman, Rickels, Uhlenhuth & Covi, 1974) zur genaueren Erfassung posttraumatischer und depressiver Symptome in Interviewform durchgeführt. Das Gespräch erfolgte mittels Dolmetscher (arabisch-deutsch).

In der PCL-5 erreichte Herr F. einen Gesamtwert von 40,3, was deutlich über dem empfohlenen Diagnose-Schwellenwert der arabischen Version des PCL von 23 (Ibrahim, Ertl, Catani, Ismail & Neuner, 2018a) liegt und auf eine sehr schwerwiegende PTBS-Symptomatik hindeutet. Die HSCL erbrachte eine mittlere Itemantwort von 2,3, was ebenfalls auf das Vorliegen einer depressiven Erkrankung hinweist. Zusammen mit entsprechenden Ergebnissen aus dem DIPS Open Access wurden bei Herr F. folgende Diagnosen gestellt:

- Posttraumatische Belastungsstörung, F43.10 (DSM-5).
- Major Depression, mittelgradig, einzelne Episode F32.1 (DSM-5).

Indikation und Prognose

Für Herrn F. steht das Therapieziel im Vordergrund, weniger Angstzustände zu erleben und besser schlafen zu können. Er erhofft sich davon auch, wieder mehr Energie zu haben und leistungsfähiger zu sein, sodass er Deutsch lernen und sich eine Arbeit suchen könne. Dann könne er auch wieder ein „besserer Vater und Ehemann" sein.

Insgesamt steht Herr F. unter einem sehr hohen Leidensdruck und zeigt sich trotz seiner ausgeprägten depressiven Symptome (energielos, häufig ohne Hoffnung) motiviert, in einer Therapie an den traumaspezifischen Symptomen zu arbeiten bzw. eine Besserung zu erzielen. Eine wichtige Ressource stellen die guten sozialen Fähigkeiten des Patienten und seine grundlegende Bereitschaft dar, sich auf eine therapeutische Arbeitsbeziehung einzulassen. Auch erfährt Herr F. Halt und Unterstützung durch seine Ehefrau. Bei der Beurteilung der Prognose spielen auch die gemeinsamen Kinder eine ganz entscheidende Rolle, weil sie zum einen den Grund für Herrn F. darstellen, sich von suizidalen Absichten zu distanzieren und zum anderen seine Behandlungsmotivation stärken. Vor diesem Hintergrund ist eine Behandlung mit der NET bei dem Patienten als sinnvoll zu bewerten und es ist davon auszugehen, dass eine Verbesserung der PTBS-Symptome sowie auch der affektiven Störung erreicht werden kann.

4 Behandlung

Im Folgenden wird die Therapiemethode ausführlich dargestellt, es wird auf Varianten der Methode und auf mögliche Kombinationen sowie auf etwaige Probleme bei der Durchführung eingegangen.

4.1 Darstellung der Therapiemethode

4.1.1 Therapeutische Haltung in der NET und Setting

Die Psychotherapie von traumatisierten Menschen stellt besondere Herausforderungen an das zwischenmenschliche Verhalten der Therapeutin. Vor allem bei Patientinnen, die von Kindesmisshandlung betroffen sind, geht die posttraumatische Belastungsstörung mit einer erhöhten Empfindsamkeit und oft auch Empfindlichkeit in menschlichen Beziehungen einher, wobei sowohl Angebote menschlicher Nähe als auch Signale, die als Abweisung verstanden oder missverstanden werden können, als bedrohlich erlebt werden können. Die therapeutische Grundhaltung der NET ist im Rahmen der üblichen Basisvariablen für Therapeutenverhalten nicht außergewöhnlich. Innerhalb der professionellen Beziehungsgestaltung sind im Rahmen einer Traumatherapie aber einige Kriterien besonders hoch zu gewichten, die nicht selten über den Erfolg und Misserfolg einer Therapie entscheiden.

Offenheit

Traumatisierte Patientinnen kommen häufig aus unterschiedlichsten Kulturen, Subkulturen und Bildungshintergründen und bringen eine große Bandbreite von Wertvorstellungen mit. Es ist wichtig, den Erlebnisweisen der Patientinnen mit *Offenheit* zu begegnen. Während diese Offenheit und Wertfreiheit grundlegend für jede Psychotherapie ist, stellt die Behandlung von Menschen mit verschiedenen kulturellen Hintergründen eine vergleichsweise größere Herausforderung dar. Fremde Verhaltensweisen und Werte erscheinen jedoch nur so lange unakzeptabel, wie sie nicht vor dem biografischen und sozialen Hintergrund verstanden sind. Eine Stärke des biografischen Vorgehens der NET ist, dass dadurch möglich wird, die Entwicklung der Persönlichkeit in der Lebensentwicklung nachzuvollziehen und verstehen zu lernen. Wertfreiheit bedeutet in diesem Zusammenhang auch, dass Verhaltensweisen aus der Biografie nicht positiv hervorgehoben werden. Wer die Stärke oder den Mut eines Opfers in Phasen der Misshandlung lobend hervorhebt, riskiert, dass die Patientin sich umso mehr für Phasen der Selbstaufgabe schämt, oder wenn sie jemand anderen in Gefahr gebracht hat, um sich zu schützen.

Die Offenheit geht mit der notwendigen *Klarheit* bei den Regelungen einher, die für eine erfolgreiche Behandlung erforderlich sind. Dazu gehört, dass Patientin und Therapeutin sich frühzeitig auf Regeln einigen, die das Erscheinen und Fehlen bei Therapiesitzungen betreffen, sowie Verhaltensweisen, die mit der Behandlung nicht vereinbar sind. Auch die Absprachemöglichkeit zwischen den Sitzungen in Krisen sollte klar und transparent geklärt sein. Insbesondere bei traumatisierten Patienten mit schwierigem Interaktionsverhalten ist diese Klarheit entscheidend.

Klarheit

In einer Expositionstherapie bei traumatisierten Patientinnen werden Erlebnisse besprochen, die nicht selten weit außerhalb der normalerweise kommunizierten Erfahrungen liegen. Dazu gehören intensiv schambesetzte, grauenhafte und mitunter groteske Erlebnisse, wie sexuelle Gewalt, Verstümmelungen und Folterungen. Die Therapeutin sollte wissen, dass derartige Erlebnisse, so schrecklich sie für eine gesund aufgewachsene Therapeutin klingen, zur Lebenswirklichkeit von sehr vielen Menschen gehören. Es ist entscheidend, auf derartige Berichte bereits in der Diagnostik mit Einfühlungsvermögen, aber gleichzeitig mit *Unerschrockenheit* zu reagieren. Patientinnen werden solchen Therapeutinnen, die nicht signalisieren, dass sie derartige Erlebnisse hören können und wollen, nicht offen von ihren Erfahrungen berichten.

Unerschrockenheit

Insbesondere bei schambesetzten Themen ist das *Mitgefühl* der Therapeutin gefragt. Im Kern befürchten Patientinnen, wenn sie sich schämen, dass sie einen Makel aufweisen, der sie für die Gesellschaft inakzeptabel macht. Entsprechend ist wichtig, dass die Therapeutin die Gelegenheit nutzt, dass die Patientin eine korrigierende Beziehungserfahrung in der Therapie machen kann. Gerade Patientinnen und Patienten, die Opfer sexueller Gewalt wurden, aber auch Patientinnen, die verbal misshandelt wurden und Abwertung oder Demütigung erfahren haben, befürchten, dass ihre Öffnung in der Behandlung und das Ablegen ihres schützenden Vermeidungsverhaltens eine Ablehnung durch die Therapeutin bewirkt. Nur echte Validierung, das authentische Mitgefühl der Therapeutin, das nicht als Technik, sondern in Form einer übergreifenden emotionalen Haltung und spontanen Kommentaren dargeboten wird, kann zur Widerlegung der grundlegenden Schamneigung beitragen.

Mitgefühl

Mitgefühl darf dabei nicht mit Mitleid verwechselt werden. Eine mitleidige Haltung motiviert zur Hilfe, bedingt aber die Betrachtung der Patientin als Opfer, auf das letztlich herabgeschaut wird. Traumatherapie ist dagegen eine Begegnung auf Augenhöhe, Patientinnen müssen in ihren Einschätzungen, Grenzen und Verhalten ernstgenommen werden. Gerade Personen aus marginalisierten Gruppen, wie Menschen mit Kriegs- und Fluchthintergrund, lösen bei Helfern nicht selten übermäßiges Schutz- und Fürsorgeverhalten aus, das letztlich auch übergriffig ist und die Autonomie der Personen begrenzt. Auch und gerade traumatisierte Patientinnen sind stets dazu in der Lage, eigenständig Entscheidungen treffen zu können, wenn sie über die richtigen Informationen verfügen.

Akzeptanz der Biografie Die wesentliche Haltung gegenüber den Erlebnissen der Patientinnen ist die *Akzeptanz*. Dies bedeutet, dass Patientinnen dazu ermuntert werden, ihre Biografie mit allen Aspekten als Teil ihrer eigenen Geschichte ungeschönt so anzunehmen. Dazu gehört, dass in der NET, im Unterschied zu einigen anderen Verfahren der Traumatherapie, nicht versucht wird, die Autobiografie zu verändern. Zur psychischen Gesundheit führt auch die Bearbeitung existenziell menschlicher Themen wie unerklärliches Leid, sinnloser Schmerz, grausamer Tod oder unwiederbringlicher Verlust. Traumatische Erlebnisse hatten in der Regel kein gutes Ende und sind nicht ausgleichbar durch Ressourcen oder positive Erfahrungen. Wenn es in der Biografie keine positiven Erlebnisse nach einem Trauma gibt, so werden diese nicht konstruiert. Dies bedeutet, dass letztlich auch die Therapeutinnen dazu in der Lage sein müssen, ihre Sicht der Welt und der Mitmenschen an häufig ausgeblendete Wirklichkeiten anzupassen. Die Lebensgeschichten von traumatisierten Menschen widersprechen fundamentalen Grundüberzeugungen wie dem Glauben an eine gerechte Welt und der Annahme, dass Menschen per se gut seien. Die Herausforderung für die Therapeutin besteht darin, dass sie ihre eigenen Grundüberzeugungen an die Tatsache anpasst, dass es Menschen gibt, die völlig unschuldig über ganze Lebensphasen hinweg die grauenhaftesten Erfahrungen machen mussten. Das Ausmaß an Brutalität, zu dem Menschen fähig sein können, ist grenzenlos, und Menschen können nicht nur skrupellos sein, sondern auch aus reinem Vergnügen zur Befriedigung ihrer eigenen Bedürfnisse die schlimmsten Gräueltaten verüben. Die Anpassung der Weltsicht an diese Realitäten, bei gleichzeitiger Aufrechterhaltung von Überzeugungen, die im eigenen Lebensumfeld die Annahme von Sicherheit und Vertrauen erlauben, ist eine der zentralen Herausforderungen für die Selbstentwicklung von Traumatherapeuten. Hier ist auch entscheidend, die eigenen ideologischen, moralischen und psychischen Grenzen zu kennen.

Verlässlichkeit Die Psychotherapie von schwer traumatisierten Patientinnen erfordert ein hohes Maß an *Verlässlichkeit,* Engagement und Parteinahme auf Seiten der Therapeutin. Patientinnen sollten die Erfahrung machen, dass die Therapeutinnen auf ihrer Seite stehen, und ihre Position auch im Hilfssystem und gegenüber Behörden vertreten. Diese Parteinahme geht auf Kosten der Neutralität. In diesem Sinne ist nicht zu empfehlen, dass Psychotherapeuten in Rechtsverfahren ihre eigenen Patientinnen begutachten und die Glaubwürdigkeit ihrer Patientinnen belegen. Die Überprüfung der Glaubwürdigkeit ist nicht die Aufgabe der Psychotherapie, sondern der forensischen Begutachtung, bei der harte Kriterien geprüft werden, die nicht vereinbar sind mit Parteinahme und Einfühlung. Die Patientin soll in der Traumatherapie die Erfahrung machen, dass Therapeutinnen ihr Erleben nicht überprüfen, sondern verstehen wollen, mit dem klaren Auftrag zu Heilung, und nicht zur Begutachtung.

Direktivität Bestandteil der Begegnung auf Augenhöhe ist auch die *Direktivität* in der Traumatherapie. Sobald Patientinnen sich für eine Traumatherapie entschieden haben, übernehmen die Therapeutinnen die Struktur für die Sitzung und das Vorgehen. Eine der Grundlagen der Narrativen Expositionstherapie ist die therapeutische Haltung der Gesprächspsychotherapie nach Rogers, bei der letztlich ebenfalls die Akzeptanz des Erlebens durch das emotionale Verständnis angestrebt wird. Ebenso ist in der NET die Verbalisierung emotionaler Erlebnisinhalte ein Schlüssel zur Heilung. Im Unterschied zur klientenzentrierten Gesprächspsychotherapie gibt der Therapeut während der Sitzungen aber eine Struktur für den Erzählvorgang vor, um Vermeidung (ein Hauptfaktor der Chronifizierung von Traumafolgereaktionen) zu überwinden und hilft, die Patientin auch bei Abwehr- und Vermeidungsimpulsen im chronologisch-narrativen Prozess zu halten.

Ein besonderes Merkmal der NET ist, dass sie in einer großen Bandbreite therapeutischer Settings durchgeführt wurde, darunter bei Patientinnen zu Hause, unter Strohhütten und Bäumen in Flüchtlingslagern in Afrika, in Schulklassen auf Matten, in Hilfszelten etc. Häufig sind mit einer Co-Therapeutin und oft noch einer Dolmetscherin mehr Personen als in einem klassischen Therapiesetting in die Behandlung eingebunden. Während die Behandlung vergleichsweise anspruchslos gegenüber dem räumlichen Setting ist, solange die Privatsphäre gewährleistet bleibt, wird bei der Narrativen Expositionstherapie die personale Sicherheit im therapeutischen Geschehen umso wichtiger. Während einer NET sollten Veränderungen der Personen vermieden werden, die Therapeutin sowie ggf. die Co-Therapeutin und die Dolmetscherin sollten stabile Beziehungspersonen bleiben.

4.1.2 Psychoedukation

Die Psychoedukation hat das Ziel, den Patienten über die Störung und die Behandlung aufzuklären sowie Mut zu machen für die leitliniengerechte, traumaaufarbeitende Therapie, bei der häufig die Vermeidung im Wege steht. Während die wesentlichen Elemente der Psychoedukation der Behandlung vorangestellt werden, kann es, je nach Verlauf der Behandlung, erneute kurze edukative Phasen in der Behandlung geben. Dies ist insbesondere dann der Fall, wenn im Laufe der Exposition starke Vermeidung oder befremdliche Erlebnisse und Verhaltensweisen wie Dissoziation und Immobilität auftreten, die nur aufgrund eines biologischen Verständnisses der Stressreaktion nachvollziehbar sind (vgl. hierzu auch die Karte „Checkliste Psychoedukation" am Ende des Buches).

Psychoedukation zu Beginn der Behandlung

Eine eingehende Aufklärung über das Behandlungsrational ist die Voraussetzung für die informierte Entscheidung der Patientin, eine NET durchzuführen oder nicht. Die Narrative Expositionstherapie findet Anwendung bei den verschiedensten Patienten, mit diversem kulturellem Hintergrund, Religion und Bildung. Aus diesem Grund wird bewusst darauf verzichtet, standardisierte Texte für die Psychoedukation vorzugeben. Stattdessen ist es die Aufgabe der Therapeutin, das Wissen über PTBS und die Behandlung auf das individuelle Niveau der Patientin anzupassen. Die Form der Darstellung kann von Metaphern bis hin zur Vorlage und Diskussion von Fachartikeln und Ratgebern, die die PTBS erklären, reichen. Während die Form der Darstellung flexibel ist, sind die Inhalte der Psychoedukation klar vorgegeben.

Rückmeldung der Diagnostik

Die Psychoedukation beginnt mit der Rückmeldung der diagnostischen Befunde, also einer Erklärung der PTBS einschließlich der Komorbiditäten. Im Sinne einer Normalisierung wird den Patienten erklärt, dass vor allem in einer Risikopopulation mit erhöhtem Vorkommen traumatischer Erlebnisse (Überlebende von Kindesmisshandlung, Katastrophen oder Kriegen) eine PTBS häufig auftritt, und eine erwartbare, wenn auch pathologische Reaktion auf traumatische Erfahrungen ist. Auch die Tatsache, dass traumatische Erlebnisse gehäuft auftreten, sowie das Phänomen der Reviktimisierung, also der erhöhten Wahrscheinlichkeit nach Opferwerdung in der Kindheit später wieder Opfer zu werden, wird erläutert.

Psychoedukation des Gedächtnismodells

Der Kern der Psychoedukation ist die Formulierung der oben beschriebenen Gedächtnistheorie in der Dualität von heißem und kaltem Gedächtnis. Für traumatisierte Patienten ist in der Regel diese Trennung aus ihrem Erleben unmittelbar nachvollziehbar. Es gilt, eine Erklärung dafür zu finden, dass Patienten sich einerseits sehr intensiv und lebhaft an traumatische Ereignisse erinnern können, gleichzeitig aber größte Schwierigkeiten haben, diese Erlebnisse in Worte zu fassen. Die Anpassung der Formulierung der Gedächtnistheorie an die Patienten sollte sich unmittelbar an den vorliegenden traumatischen Erlebnissen und Symptomen orientieren und folgende Inhalte berücksichtigen:

- Alle emotional stark erregenden Erfahrungen brennen sich regelrecht in das Gedächtnis ein: sensorische, affektive und kognitive Repräsentation werden zusammen mit den körperlichen Erregungen im heißen Gedächtnis gespeichert. Die „Journalistenfragen", also das Was? Wann? Wo? werden im kalten Gedächtnis abgelegt. Heißes und kaltes Gedächtnis sind zu erklären.
- In der Regel arbeiten diese Gedächtnissysteme eng zusammen, sodass wir bei der Erinnerung sowohl die Geschichte in ihrer Reihenfolge („kalt"), als auch Bilder, Wahrnehmungen und Gefühle („heiß") zur Verfügung haben.
- Mit zunehmenden traumatischen Erfahrungen wird dieses Zusammenwirken gestört, da das heiße Gedächtnis besonders intensiv und detailreich verschiedenste Erfahrungen verknüpft, wodurch Ort und Zeit, also kalte Gedächtnisinhalte, an Salienz verlieren.
- Dies führt dazu, dass das heiße Gedächtnis leicht zu aktivieren ist, und dann, da die Kontexterinnerung fehlt, mit dem Hier- und-Jetzt-Gefühl einer Bedrohung einhergeht.

Metaphern und Vergleiche helfen bei der Psychoedukation. In der Traumatherapie haben sich zur Erklärung der Gedächtnistheorie unterschiedliche Varianten der *Schrankmetapher* bewährt.

Psychoedukation in Metaphern

Schrankmetapher

In der Schrankmetapher wird das menschliche Gedächtnis mit einem Schrank verglichen, in dem einzelne Erinnerungen genauso wie einzelne Bücher wohl geordnet abgelegt werden. Der Schrank kann auf Wunsch der Person geöffnet und auch wieder geschlossen werden. In Ausnahmesituationen, wenn Erlebnisse angstbesetzt, eklig, schambesetzt oder grauenhaft sind, können diese Erinnerungen nicht einfach einsortiert werden. Die entsprechenden Bücher werden in den Schrank gestopft und die Tür wird zu gedrückt, sodass man die Inhalte nicht näher betrachten muss. Bücher, die nur in den Schrank geworfen wurden, fallen aber von innen gegen die Tür, sodass fortwährend Kraft und Aufmerksamkeit aufgewendet werden muss, um mit Mühe den Schrank geschlossen zu halten. Immer wieder misslingt das, Bücher fallen heraus und werden dann, nach dem entsprechenden Schrecken, notdürftig wieder in den Schrank gestopft. Ziel der Behandlung ist nun, diesen Schrank aufzuräumen, indem er in Ruhe geöffnet wird und die einzelnen Bücher genau betrachtet werden, damit sie ordentlich eingeräumt werden können. Ein so aufgeräumter Schrank kann mit wesentlich weniger Mühe geschlossen bleiben.

Erklärung des Rationals

Dieses Störungsmodell leitet in der Psychoedukation unmittelbar über in das Behandlungsrational der NET. Es wird erklärt, dass das detaillierte Erzählen der traumatischen Erlebnisse die Möglichkeit schafft, eine verstehbare autobiografische Erinnerung aufzubauen, die an das heiße Gedächtnis angebunden wird. Damit verliert das heiße Gedächtnis seine Bedrohlichkeit, da die Erinnerung selbst in der Form einer vergangenen Geschichte und nicht als Intrusion erinnert werden kann. Die Erklärung der NET beinhaltet zwingend auch die Vorbereitung darauf, dass der Prozess die Aufarbeitung gerade der schlimmsten, grausamsten und am meisten schambesetzten Erinnerungen im Detail beinhaltet, da für diese Erlebnisse das heiße Gedächtnis am stärksten ausgeprägt ist. Die Therapie ist deshalb emotional und viele Momente werden auch als schmerzhaft erlebt. Die Therapeutin sichert der Patientin ihre fortwährende fachliche und persönliche Unterstützung und Begleitung in diesem Prozess zu. In diesem Zusammenhang kann es hilfreich sein, die Behandlung zu vergleichen mit der Säuberung einer infizierten Wunde in einer Operation, die ebenfalls schmerzhaft sein kann, letztlich aber die Voraussetzung darstellt für einen Heilungsprozess.

Erklärung der Risiken und Nebenwirkungen

Die Voraussetzung einer aufgeklärten Entscheidung ist die transparente Vermittlung der Erfolgschancen, sowie der möglichen Risiken und Nebenwirkungen der Therapie. Auf der Grundlage der gegenwärtigen Evidenz zur Behandlung der Traumafolgestörungen sowie der Studien zur NET kann dabei folgende Information vermittelt werden: NET ist eine Variante aus dem Spektrum der traumafokussierten Interventionen, welche sich als die erfolgversprechendsten Behandlungen herausgestellt haben. Es gibt Therapieverfahren, die nicht anstreben, das Trauma zu verarbeiten, sondern die Symptome zu bewältigen und im Alltag besser zurechtzukommen, und es gibt auch Medikamente, beides ist weniger vielversprechend und deshalb nicht die Therapie erster Wahl. Bei der NET ist davon auszugehen, dass etwa bei 70 % der Patientinnen eine klinisch bedeutsame Verbesserung der Symptomatik eintritt, was nicht in jedem Fall eine Heilung im Sinne von Symptomfreiheit, aber ein deutlich erhöhtes Funktionsniveau bedeutet. Die anderen 30 % der Patienten verbessern sich aus verschiedenen Gründen nicht oder zu einem geringeren Ausmaß. In wenigen Fällen ist auch eine Verschlechterung der Symptomatik denkbar. Die Wahrscheinlichkeit für eine Verschlechterung ist aber nach der Studienlage eindeutig dann größer, wenn eine traumafokussierte Behandlung wie die NET *nicht* durchgeführt wird. Alternative Symptom- oder gegenwartsfokussierte Behandlungsformen sollten bei Bedarf vorgestellt und vergleichend bewertet werden.

Die zu erwartenden Nebenwirkungen der NET bestehen darin, dass im Verlauf der Behandlung vermehrt unverarbeitete Erinnerungen auftreten können, was für die begrenzte Zeit der NET auch das Wohlbefinden und Funktionsniveau beeinträchtigen kann. Weiterhin kann eine Beschäftigung mit Erinnerungen notwendig werden, die bisher vermieden wurden, was auch eine Neubewertung von Beziehungen zu Freunden und Familienmitgliedern (etwa den Eltern) erzwingen kann. So ist durchaus möglich, dass eine NET auch außerhalb der Therapiestunden einen intensiven Prozess der Beschäftigung mit der eigenen Lebensgeschichte bewirkt. Dies kann bedeuten, dass Patientinnen das Gefühl haben, dass es ihnen zunächst einmal schlechter geht, weil bewährte Strategien der Vermeidung weniger gut funktionieren. Die Narration der traumatischen Erinnerungen kann auch Erkenntnisse über die eigene Biografie schonungslos zutage tragen, die eine bisher vermiedene Neubewertung der eigenen Person sowie der Personen aus dem Umfeld erfordern.

Die NET sollte nur unter bestimmten Voraussetzungen durchgeführt werden (vgl. auch Kapitel 3.4). Dazu gehört, dass die Patientin mit ausreichender Regelmäßigkeit (mindestens ein Termin pro Woche) die Therapie wahrnehmen kann und der NET für die Zeitdauer der Behandlung eine angemessene Priorität in ihrem Leben zuweisen kann. Umgekehrt sichert die Therapeutin zu, die NET nur anzubieten, wenn bei ihr selbst die formellen Voraussetzungen und die notwendige zeitliche und persönliche Kapazität verfügbar ist.

Informierte Entscheidung der Patientin

Letztlich wird die Entscheidung über die Teilnahme an der NET der Patientin überlassen. Viele Patientinnen sind hoch motiviert und suchen schon seit längerem die Gelegenheit zu einer aufarbeitenden Traumatherapie. Andere Patientinnen sind ambivalent, weil sie einerseits Befürchtungen haben, über ihre traumatischen Erlebnisse zu reden, gleichzeig aber den Wunsch verspüren, endlich einmal über ihre Erfahrungen sprechen zu können. Wichtig ist, dass die Therapeutin ein eindeutiges Angebot formuliert, auch die grauenhaftesten, ekeligen und schambesetzten Erlebnisse der Patientin anzuhören und nachzuverfolgen. Die Therapeutin betont, dass die Patientin nicht versprechen muss, dass sie den Prozess durchhalten kann, aber dass sie sich darum bemühen wird. Die Therapeutin erklärt, dass, wenn die Therapie einmal angefangen hat, sie alles dafür tun wird, die Behandlung auch zu Ende zu führen, und sie der Patientin bei Nichterscheinen auch hinterhertelefonieren wird.

Psychoedukation während der Expositionsphase

Psychoeduktion der Stresskaskade

Weitere, vergleichsweise kurze psychoedukative Interventionen können im Laufe der Behandlung notwendig und hilfreich sein. Dies ist insbesondere dann der Fall, wenn während der Exposition intensive peritraumatische Erfahrungen wiedererlebt werden. Vor allem das Stresserleben jenseits der Kampf-Flucht-Reaktion, das angespannte Unbeweglichkeit sowie Erschlaffung einschließen kann (vgl. Kapitel 2.1), bleibt in der Regel für die Patientinnen unverstanden, auch wenn es in der Form von intrusivem Wiedererleben im Alltag häufig wiederholt wird. Tritt dieses Erleben während der Narration auf, so bietet dies eine Gelegenheit, die Funktionalität der spezifischen Stressreaktion zu verdeutlichen. Im Rahmen der Reflexion der Bedeutung des Ereignisses, die unmittelbar nach der Narration eines Ereignisses erfolgt (vgl. Kapitel 4) kann dann ein Zusammenhang hergestellt werden zwischen dissoziativem Erleben und dem Kontext, in dem diese Erfahrung erlernt wurde. Wenn beispielsweise während der Narration eines sexuellen Missbrauchs eine Erschlaffungsreaktion zu beobachten ist, so kann es hilfreich sein, unmittelbar im Anschluss an die Narration diese Erlebnisweise im Rahmen einer Aufklärung über die Stressreaktion zu deuten. Hierbei kann eine grafische Darstellung der Stresskaskade wie in Kapitel 2.1 nützlich sein. Gleiches gilt für das peritraumatische Erleben bei sozialen Traumatisierungen, so kann bei der Narration eines typischen emotionalen Missbrauchs die erschlaffende Reaktion (Niederlage oder Verzweiflung) erklärend dargestellt werden und so in den Kontext der Lernerfahrung verbunden werden.

Fallbeispiel: Psychoedukation zu Beginn der Behandlung

Nach dem Interview und der Erklärung der Diagnose besprach der Therapeut mit Herrn F. die Behandlungsmöglichkeiten. Angepasst an seinen hohen Bildungsstand erhielt er eine Erklärung der Gedächtnistheorie der PTBS als Begründung der traumafokussierten Therapie. Er zögerte, der Teilnahme zuzustimmen. Diese Psychoedukation führte schließlich zu der folgenden Diskussion über die Entscheidung, über die vergangenen traumatischen Ereignisse zu sprechen oder nicht.

Th.: Haben Sie jemals mit jemandem über Ihre schlechten Erfahrungen gesprochen?

Pat.: Nein, nicht über alles. Mit meiner Familie kann ich nicht über meine Erlebnisse reden. Das geht nicht.

Th.: Würden Sie gerne über Ihre Erlebnisse reden?

Pat.: *(errötet, schaut nach unten, stumm)*

Th.: Sie können nicht über alles reden.

Pat.: *(schaut nach unten, nickt)*

Th.: Es gibt bestimmte Erlebnisse, die es Ihnen besonders schwer machen?

Pat.: *(seufzt)*

Th.: Bestimmte Erlebnisse, die Sie stumm machen, so wie jetzt?

Pat.: Einige Dinge, ja.

Th.: Haben Sie dabei Angst? Oder schämen Sie sich?

Pat.: *(sieht nach unten. Stille.)*

Th.: Die Sprachlosigkeit ist jetzt auch da.

Pat.: Ja.

Th.: Und Sie sind ganz alleine mit Ihren Erinnerungen.

Pat.: Ich bin immer ganz alleine.

Th.: Das stelle ich mir schwer vor, immer so alleine zu sein.

Pat.: Hm.

Th.: Wollen Sie mit Ihren Erlebnissen alleine bleiben? Oder würden Sie einen Versuch unternehmen wollen, sie zu teilen?

Pat.: Ich weiß nicht, ob ich das kann.

Th.: Das weiß ich auch nicht. Aber ich würde gerne zuhören. Und ich könnte versuchen, Ihnen zu helfen, zu erzählen. Ich kann Sie beim Erzählen unterstützen.

Pat.: Ich danke Ihnen. Aber ich kann es nicht versprechen.

Th.: Sie müssen nicht versprechen, dass Sie es schaffen. Sie müssen es aber versuchen wollen. Vielleicht wollen Sie noch einmal in Ruhe darüber nachdenken, damit Sie zu einer guten Entscheidung für sich kommen können.

Nach dieser Sitzung stimmte Herr F. zu, an der NET-Behandlung teilzunehmen. Er und der Therapeut erstellten einen Interventionsplan für den Fall einer dringenden Krise und entschieden über eine mögliche soziale Unterstützung durch die Familienmitglieder von Herrn F. Er erhielt eine schriftliche Information über die Behandlung und die Formalitäten, einschließlich der rechtlichen Aspekte der Vertraulichkeit und des Datenschutzes, und unterzeichnete eine Einverständniserklärung.

4.1.3 Lebenslinie

Die Therapie wird mit der sogenannten Lebenslinie fortgesetzt, einer Übung, die einen biografischen Überblick über die Lebensdauer gibt (Schauer & Ruf-Leuschner, 2014). Diese Erarbeitung der wichtigsten Stationen des Lebensweges soll die Dauer einer Doppelsitzung nicht überschreiten. Es geht hier zunächst um einen Überblick. Die Sitzung soll, im Anschluss an die Befragung mithilfe der Ereignischeckliste während der Diagnostik, weitere biografische Klarheit und Struktur schaffen, diesmal anhand der Markierung positiver und negativer Lebensereignisse (symbolisiert durch Blumen und Steine) an einem Seil in chronologischer Reihenfolge. Als Material ist erforderlich ein mindestens drei Meter langes Seil, eine Sammlung Steine und Kiesel unterschiedlicher Größe sowie eine größere Anzahl von Blütenköpfen von Kunstblumen, ebenfalls unterschiedlicher Größe.

Lebenslinie

Ziel der Lebenslinie ist, einen ersten Überblick über die Chronologie der bedeutsamsten positiven und negativen Lebensereignisse der Patientin zu gewinnen. Zu diesem Zweck wird die Patientin dazu aufgefordert, das Seil als Symbol des Lebensverlaufes in beliebiger Form auf den Boden zu legen. Der Anfang des Seiles verkörpert mit der Geburt den Beginn des Lebens, das andere Ende des Seils bleibt aufgewickelt und symbolisiert die bisher noch nicht entfaltete Zukunft. Entlang dieser Lebenslinie markiert die Patientin mit der Hilfe der Therapeutin nun ihre wichtigsten Lebensereignisse in chronologischer Form. Für jedes der Ereignisse wählt die Patientin ein passendes Symbol, für angstbesetzte und traurige Lebensereignisse einen Stein, dessen Größe die Intensität der Erfahrung darstellt, und für freudige Ereignisse eine Blume unterschiedlicher Farbe und Größe. Unter Anleitung der Therapeutin benennt die Patientin jede Blume und jeden Stein mit wenigen Worten, ohne dabei zu sehr ins Detail zu gehen. Gemeinsam wird eine Überschrift als Beschreibung für das Ereignis formuliert, zusätzlich wird für jedes Ereignis die Jahreszahl oder das diesbezügliche Lebensalter der Patientin festgehalten.

Die wichtigste Herausforderung bei der Durchführung der Lebenslinie besteht darin, die richtige Balance zu erreichen aus empathischem Mitgefühl und der Begrenzung der emotionalen Beschäftigung mit den Ereignissen. Häufig berichten Patientinnen während dieser Übung das allererste Mal von bestimmten Erlebnissen wie Missbrauchserfahrungen. Sie sind aus der Psychoedukation innerlich darauf vorbereitet, endlich erzählen zu können und setzen dann schon während der Lebenslinie zu einem ausführlichen Bericht an. Die Therapeutin begrenzt die Patientin dann mit dem Hinweis, dass dies noch nicht das Ziel dieser vorbereitenden Übung ist, sondern dass die Erzählung dieser Ereignisse viel Zeit und Aufmerksamkeit erfordert, die in dieser ersten Sitzung nicht zur Verfügung steht, in den folgenden Sitzungen aber ausreichend gewährleistet werden kann.

Vielen Patienten gelingt es nicht sofort, eine perfekte Lebenslinie zu legen, bei der sie die wichtigsten Ereignisse ihres Lebens sicher verortet wissen, weil ihre Erinnerungen nicht ausreichend klar und geordnet sind. Es ist dann wichtig, darauf hinzuweisen, dass die Fragmentierung der Erinnerung gerade ein Symptom der Traumafolgestörung ist. Die Lebenslinie, die zu Beginn der Therapie gelegt wird, ist immer vorläufig. Es ist weder notwendig noch sinnvoll, im Rahmen der begrenzten Zeit, die für die Lebenslinie zur Verfügung steht, einen detaillierten und konkreten Ablauf der Biografie vollständig und widerspruchsfrei darzustellen. Eine intensive Arbeit an Gedächtnisinhalten ist mit der Lebenslinie noch nicht möglich und birgt die Gefahr, Gefühle und Erlebnisweisen wachzurufen, die in der begrenzten Sitzung nicht adäquat im Kontext verstanden werden können. Insofern werden Kompromisse in der Genauigkeit und Qualität der Darstellung die Regel sein.

Grenzen der Lebenslinie

Der Therapeut sollte sich auch bewusst darüber sein, dass die meisten Lebenslinien nicht vollständig mit den Einschätzungen übereinstimmen, die später aus der Narration erfolgen. Es werden Steine dazu kommen oder sich in ihrem Gewicht verändern, Blumen werden als Steine umbewertet und manche großen Steine zeigen sich bei näherer Beschäftigung als weniger gewichtig. Dennoch ist es hilfreich, eine erste Ordnung des Lebens vornehmen zu können, um die folgenden Sitzungen in etwa planen zu können.

Am Ende der Sitzung wird die Lebenslinie fotografiert. Mit Hilfe des Fotos und der Notizen wird bis zur nächsten Sitzung eine beschriftete Skizze der Lebenslinie angefertigt, die der weiteren Planung zugrunde gelegt werden kann. Es empfiehlt sich, diese Lebenslinie am Computer anzufertigen, damit sie im Laufe der Therapie fortwährend angepasst werden kann.

4.1.4 Komponenten der Expositionssitzungen

Dauer der Sitzungen

Anzahl der Sitzungen

Eine NET-Sitzung dauert 90 Minuten, in Einzelfällen kann aber eine Verlängerung der Dauer einer Sitzung erforderlich werden, um die Verarbeitung eines Ereignisses abschließen zu können, sodass empfohlen wird, 120 Minuten zu reservieren. Die Anzahl der NET-Sitzungen hängt vom Setting ab. In ressourcenarmen Regionen wurden in Therapiestudien auch schon gute Behandlungserfolge mit nur vier NET-Sitzungen erzielt, in einer Regeltherapie

Fallbeispiel: Lebenslinie

Unter der Leitung des Therapeuten legte Herr F. seine Lebenslinie:

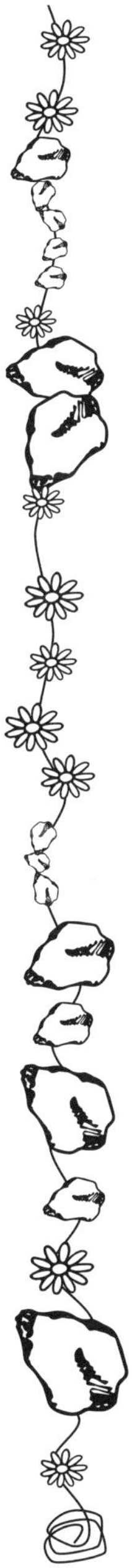

3 Jahre alt, „Mein Vater schenkte mir ein großes Spielzeugauto."

6 Jahre alt, „Ich wurde eingeschult und hatte Freude am Lernen."

7 Jahre alt, „Mein Vater starb bei einem Autounfall, ich habe es durch meine Mutter erfahren."

7–ca. 13 Jahre alt, „Mein Onkel hat mich immer wieder beschimpft, abgewertet, bedroht und geschlagen."

11 Jahre alt, „Ein neuer Schullehrer hat mir viel Aufmerksamkeit geschenkt und mich gelobt."

12 Jahre alt, „Der Lehrer hat mich in der Schule vergewaltigt."

„Der Lehrer hat mich nochmal vergewaltigt, anschließend habe ich aus Angst und Scham die Schule abgebrochen."

13 Jahre alt, „Ich habe Arbeit in einem kleinen Lebensmittelladen gefunden."

18 Jahre alt, „Ich habe ein eigenes, kleines Geschäft eröffnet."

22 Jahre alt, „Ich habe meine Frau Nesrin geheiratet."

25 Jahre alt, „Meine Tochter Samira wurde geboren."

27 Jahre alt, „Mein Sohn Malek wurde geboren."

29 Jahre alt, „Mit den Protesten fingen die Unruhen in unserem Viertel an. Ich bekam Verhaftungen und Hausdurchsuchungen mit."

30 Jahre alt, „Ich war zwei Monate lang in Haft und wurde mehrmals gefoltert."

„Unser Wohnblock wurde bombardiert, Nachbarn starben."

31 Jahre alt, „Bei einer Hausdurchsuchung wurden meine Frau, meine Kinder und ich geschlagen, ich wurde von den Soldaten mitgenommen und vier Monate in Haft behalten. Ich habe viel Folter erlebt."

„Nach meiner Rückkehr war Nesrin ganz verändert und krank. Sie sagt nichts, aber ich glaube, sie ist vergewaltigt worden, als ich in Haft war."

„Ich konnte mit meiner Frau und den Kindern fliehen und Syrien verlassen."

32 Jahre alt, „Wir sind mit dem Boot aus der Türkei nach Griechenland gefahren. Es gab hohe Wellen, das Boot war zu voll und ist fast gekentert. Mein kleiner Sohn ist ins Wasser gefallen. Ich konnte ihn nicht halten. Er ist gestorben. Er war vier."

34 Jahre alt, „Mein Sohn Amir wurde geboren."

Abbildung 6: Lebenslinie von Herrn F. Eine Lebenslinie sollte auch Ortsbeschreibungen beinhalten, zur Anonymisierung wurde hier darauf verzichtet.

in Deutschland werden in der Regel nicht weniger als zehn bis zwölf Sitzungen erforderlich sein, um die Wirksamkeit auszuschöpfen, eine stärkere Begrenzung ist angesichts der Verfügbarkeit an Therapieressourcen nicht gut zu rechtfertigen. Die Anzahl der Therapiesitzungen richtet sich also nach den Möglichkeiten des Settings genauso wie nach dem Schweregrad der Symptomatik und der Anzahl der traumatischen Erlebnisse der Patientin. Wichtig ist aber in jedem Fall, vor der Therapie eine begrenzte Anzahl von Sitzungen festzulegen und gegenüber der Patientin mitzuteilen, da es häufig zu Vermeidungsverhalten kommt und wesentliche, schambesetzte Erlebnisse bis ans Ende der Behandlung aufgeschoben werden.

Nach der Psychoedukation und der Lebenslinie verlaufen die einzelnen NET-Sitzungen bis zur Abschlusssitzung vorhersagbar und gleichförmig (vgl. Tabelle 2 für einen Überblick). Bis auf die erste Sitzung nach der Lebenslinie, bei der noch nicht vorgelesen wird, und der Abschlusssitzung, besteht jede

Tabelle 2: Gliederung der Narrativen Expositionstherapie

Sitzung	Inhalt
Probatorik	Diagnostik und Feststellung der Ein- und Ausschlusskriterien für eine NET
Sitzung 1	Psychoedukation
Sitzung 2	Lebenslinie
Sitzungen 3 bis 11	• *Auftaktphase:* Besprechung aktueller Anliegen und Befindlichkeit seit letzter Sitzung • *Sitzung 4:* Beginn der chronologischen biografischen Erzählung des eigenen Lebens inklusive der Narrativen Exposition der ersten „Steine", in der Regel nicht mehr als ein bis zwei Steine pro Sitzung in vollem Detail • *Sitzung 5-11:* Vorlesen und Korrektur der Narration der letzten Sitzung, dann Fortsetzung der Narration einschließlich Narration weiterer Steine
Jeweils gleicher Sitzungsablauf	• Zeit bis zum nächsten traumatischen Erlebnis • Narration des traumatischen Erlebnisses (ggf. für mehrere Ereignisse wiederholt) – Einleitung – Höhepunkte – Abschluss • Ggf. Fortsetzung der Narration • Reflexion der Bedeutung des traumatischen Erlebnisses im Lebenszusammenhang • Abschluss der Sitzung • Zwischen den Sitzungen: Verschriftlichung der Narration der letzten Sitzung
Sitzung 12	• Abschlusssitzung: Reflexion der Lebenslinie und der Narration

weitere Sitzung aus vier Phasen, die unterschiedlich gewichtet sein können, die Phasen der Exposition (Vorlesen und Erzählung) sollen aber immer mindestens 2/3 der Sitzungsdauer ausmachen.

4.1.4.1 Auftaktphase

Nach der Begrüßung und zu Beginn der Sitzung verwenden Therapeut und Patientin wenige Minuten, um das Befinden seit der letzten Sitzung zu reflektieren. Die Auftaktphase kann dabei von alltäglichen Erlebnissen, vom Bericht über Veränderungen in der Symptomatik, aber auch von Krisen und neuen Lebensereignissen bestimmt werden. Wenn es irgendwie geht, sollte die Auftaktphase so kurz wie möglich gehalten werden, da die erfolgreiche Bearbeitung von anderen therapeutischen Themen in der Kürze der Zeit ohnehin kaum erreichbar ist und derartige Diskussionen zur Vermeidung der Traumatherapie beitragen können. Nur bei einschneidenden Krisen, die das Erleben der Patientinnen soweit bestimmen, dass eine Fortsetzung der NET nicht möglich erscheint, sollte die NET unterbrochen werden, um die Voraussetzungen für eine Fortführung der Therapie zu schaffen. Das Gleiche gilt für die Zunahme von Selbstverletzungen oder Suizidalität, die eine Krisenintervention erfordern kann. Hier muss die Entscheidung getroffen werden, ob eine stationäre Aufnahme für eine Krisenintervention erforderlich ist. Bei Patientinnen, bei denen mögliche Therapiehindernisse wie Substanzkonsum vorliegt, wird zu Beginn der Sitzung eine mögliche Eskalation überprüft.

Kurze Auftaktphase

4.1.4.2 Vorlesen

Das Wiedervorlesen der Geschichte hat den Zweck, die in der letzten Sitzung erstellte Narration zu vervollständigen und Inhalte zu korrigieren. Die Therapeutin bringt zur Sitzung eine schriftliche Version der Erzählung des spezifischen Ereignisses mit, wie es in der vorangegangenen Sitzung zusammen erarbeitet wurde und liest dann dem Traumaüberlebenden die Narration vor, wie sie in der letzten Sitzung gestaltet wurde. Die Narration wird in der Ich-Form und in der Vergangenheitsform Satz für Satz vorgelesen. Der Patient wird dazu ermuntert, sich die Geschichte wieder genau vorzustellen und zu prüfen, ob die Erzählung so stimmig und korrekt ist oder ob es wesentliche Inhalte gibt, die hinzugefügt werden sollten. Gleichzeitig hat die Therapeutin die Gelegenheit, Abschnitte zu klären, die für sie noch unverstanden sind, oder bei denen sie eine Lücke vermutet. Die Therapeutin achtet während des Wiedervorlesens stets auf das Erleben des Patienten, und fragt aktiv nach. Ebenso wie in der Narration selbst, ist hier darauf zu achten, dass es nicht zu einem inneren Vermeidungsverhalten kommt, oder dass der Patient in einen Erschlaffungszustand gerät. Entsprechende Methoden, wie weiter unten beschrieben, können hier erforderlich werden (vgl. Seite 53 ff.).

Vorlesen der Narration

4.1.4.3 Planung der Narration

NET bei multiplen Ereignissen

Das Kernelement der NET ist die Narration der emotional aufregenden Lebensgeschichten, mit dem Fokus auf der Rekonstruktion der traumatischen Erlebnisse. Aus der Lebenslinie kann ein erster Überblick über die Anzahl von traumatischen Ereignissen gewonnen werden, die im Rahmen der NET berücksichtigt werden müssen. Einige Patienten weisen dabei eine ganze Reihe traumatischer Erlebnisse auf, die als Steine auf der Lebenslinie vermerkt sind. Hier wird notwendig werden, die wichtigsten Ereignisse auszuwählen, da nicht alle Ereignisse im Detail erzählt werden können. Genauso haben viele Patientinnen bestimmte Ereignistypen, wie sexuellen Missbrauch, Beziehungsgewalt, Kriegserlebnisse und Foltererfahrungen, mehrfach über längere Zeiträume erlebt. Auch hier wird es nicht möglich sein, jedes einzelne traumatische Erlebnis zu erzählen. In der Therapieplanung kann als vorläufige Grundregel das Prinzip gelten, dass bei wiederholten Ereignissen wie sexuellem Missbrauch oder Folter das erste Mal sowie das schlimmste Mal im Detail erzählt werden sollen. Insgesamt ist wichtig, dass unterschiedliche Typen von Ereignissen bearbeitet werden, beispielsweise Verlusterfahrungen und Gewalterfahrungen, um einen größeren Teil der Bedrohungsstrukturen abdecken zu können. Viele Opfer von Kindesmisshandlung sind sowohl in der Kindheit als auch im Erwachsenenalter viktimisiert worden. In solchen Fällen wird in der Regel auch bei älteren Patientinnen mehr Zeit für die Kindheit aufzuwenden sein, um die Ereignisse angemessen erfassen zu können.

Grundsätzlich muss aber jede Planung vor Beginn der Behandlung vorläufig sein, und es wird notwendig werden, zwischen den Sitzungen immer wieder eine erneute Planung über die Prioritäten in der Behandlung vorzunehmen. Im zunehmenden Verlauf der Therapie, sobald die Patientin das Grundprinzip der Behandlung erfahren hat, wird sie zunehmend souveräner entscheiden, welche Ereignisse in der Therapie vorrangig behandelt werden sollen. Es kann hilfreich sein, in jeder Sitzung erneut einen Blick auf die Lebenslinie zu werfen, um gemeinsam den Verlauf betrachten und planen zu können. Für ungeübte Therapeutinnen scheint manchmal genau dieser Planungsprozess eine schwer berechenbare Herausforderung darzustellen. Wenn aber die Anzahl der verbleibenden Sitzungen im Kopf behalten und regelmäßig kommuniziert wird, ergeben sich aber die Einteilung und Priorisierung von Ereignissen häufig in einem gemeinsamen Prozess im Laufe der Narration von selbst.

Die letztendliche Narration besteht aus detailliert erzählten, positiven und negativen spezifischen Ereignissen, den Zusammenfassungen der Geschehnisse zwischen den einzelnen Erlebnissen sowie einer Zusammenfassung der nicht detailliert erzählten Ereignisse, wobei der weitaus größte Teil der Zeit der Behandlung für die Narration der traumatischen Ereignisse verwendet wird. Gerade zu Beginn der Behandlung, aber auch später können wichtige positive Ereignisse genauso detailliert wie die traumatischen Erlebnisse besprochen werden. Falls sich am Anfang der Biografie geeignete Blumen auf der Lebenslinie verorten lassen, kann dieses Vorgehen hilfreich sein, damit die Patientin den Prozess der Narrativen Exposition anhand eines noch nicht bedrohlichen Ereignisses erfährt und lernt. Bei den meisten Behandlungen werden aber die positiven Erlebnisse deutlich weniger im Vordergrund stehen als die traumatischen Erfahrungen.

NET ist chronologisch

Der gesamte Prozess der NET geht chronologisch von statten, von der Geburt bis zur heutigen Situation. Manchmal stehen einzelne Ereignisse so klar im Vordergrund, dass es nahe liegen könnte, damit anzufangen. Der große Vorteil in der chronologischen Erzählung liegt aber darin, dass der biografische Entwicklungsprozess des Patienten in der Therapie nachvollzogen wird. Dies ist die Voraussetzung dafür, dass einzelne Verhaltensweisen während späterer traumatischer Ereignisse überhaupt nachvollzogen und verstanden werden können, dies gilt für die Therapeutin genauso wie für den Patienten. Beispielsweise erinnert ein Patient, dass er sich während früher Misshandlungen vergeblich gewehrt und sich hilflos gefühlt hat. Erst dadurch wird für ihn in Bezug auf eine spätere Vergewaltigung verstehbar, warum er sich nicht gewehrt hat, sondern unmittelbar in eine passive Starre verfallen ist. Viele Reaktionsweisen späterer traumatischer Ereignisse erklären sich als die Reaktivierung der Erinnerung früherer Erlebnisse, die wiederum nur dann verstanden werden können, wenn sie im Detail erzählt wurden. Es ist ein zentraler Bestandteil der NET, dass ein derartiger Aufbau von Lernerfahrungen in seiner Bedeutung rekonstruiert werden kann.

Erinnerung in der Erinnerung

Fallbeispiel: Der Beginn von Herrn F.s Geschichte

Ich bin Adil, ich wurde am 2. September 1982 in einem Dorf bei Hama geboren. Wir lebten in einem kleinen Bauernhaus in der Mitte des Dorfes. Ich hatte noch drei Brüder und zwei Schwestern. Das Dorf war nicht groß, viele unserer Verwandten lebten auch in dem Ort. Mein Vater hatte ein kleines Geschäft in Hama, er war bekannt dafür, dass er die besten frischen Kräuter verkaufte. Meine Mutter blieb zu Hause und kümmerte sich um uns Kinder. Meine ersten Erinnerungen sind aus dem Dorf, als ich etwa drei bis vier Jahre alt war. Wenn mein Vater in Hama war, bin ich oft mit meinem Onkel zu seinen Feldern gefahren. Er ist immer ganz früh aufgestanden und hat mich mitgenommen, wir mussten immer weit laufen. Mit dabei waren meine Cousinen und Cousins, wir spielten dann auf den Feldern. Ich erinnere mich, dass wir auf den Feldern manchmal Brot gebacken haben ...

Die Narration eines traumatischen Ereignisses lässt sich an den dramatischen Phasen Einleitung, Höhepunkt und Ende orientieren. Auch wenn Menschen traditionell dazu neigen, Erzählungen eine derartige Struktur zu geben, lassen sich aber nicht alle Erfahrungen diesem Muster unterordnen. Manche Lebensereignisse haben eine ganze Reihe von Höhepunkten hintereinander, bei anderen kommt nach einem scheinbaren Ende ein weiterer überraschender Höhepunkt. Die Herausforderung bei der Erzählung besteht darin, dass vor einer Sitzung in der Regel weder die Patientinnen noch die Therapeutinnen sich im Klaren darüber sind, wie das Ereignis letztlich strukturiert sein wird. Aus diesem Grund ist für die Erzählung eines Ereignisses immer ausreichend Zeit einzuplanen, da ein einmal begonnenes traumatisches Ereignis unbedingt in dieser Sitzung noch zum Abschluss gebracht werden muss.

Hinweis

Als Daumenregel kann gelten, dass weniger als 40 Minuten vor Sitzungsende nicht mit der Bearbeitung eines weiteren traumatischen Ereignisses begonnen werden sollte.

4.1.4.4 Einleitung

Aufgrund des chronologischen Vorgehens sind die Patientinnen vor einer Sitzung darauf vorbereitet, dass in der kommenden Sitzung ein bestimmtes traumatisches Ereignis erzählt werden soll. Dies führt zur Aktivierung der Erinnerung der Patientinnen – meist aber nur des heißen Gedächtnisses. Viele Patientinnen sind zu Beginn einer Sitzung also voller Bilder und Gefühle oder präsentieren Körperzustände der Erregung oder auch Erschlaffung, die letztlich eine Erinnerung des Höhepunktes der Geschichte darstellen. Die detaillierte Reflexion dieses Zustandes in diesem Moment ist wenig hilfreich, da diese Momente ohne ihren Zusammenhang nicht nachvollziehbar in Worte gefasst werden können. Die wesentliche Aufgabe der Therapeutin besteht darin, die Kommunikation aktiv und direktiv so zu gestalten, dass eine Erzählung möglich ist, und diese gelingt nur in der Chronologie des Ereignisses.

Vom sicheren Moment aus starten

Für den Einstieg in die Erzählung eines traumatischen Erlebnisses ist also notwendig, dass die Narration an einem eindeutig erinnerbaren raumzeitlichen Kontext vor Beginn der als überwältigend erlebten Ereignisse startet und, über die traumatischen Höhepunkte hinweg, zu einem relativ sicheren Moment nach dem Ereignis führt.

Hinweis

Der noch sichere Moment, noch vor Anzeichen der Bedrohung, soll dabei durch ausreichend Kontextinformation verortet werden.

Diese zeitliche und räumliche Verortung wird durch das chronologische Vorgehen der Narrativen Expositionstherapie insgesamt erleichtert, so ist aus der bisher erfolgten Narration sowie der Lebenslinie in groben Zügen der übergeordnete Kontext des traumatischen Erlebnisses bekannt. Während aber über die wichtigsten Zusammenhänge der Lebensphase (wichtigste Personen zu dieser Zeit, Beschäftigung zu dieser Zeit, wesentliche Interessen, Befürchtungen und Motive in dieser Zeit) Informationen vorhanden sind und nur wiederholt werden müssen, gilt es nun einen Einstieg für die Erzählung des spezifischen Ereignisses zu finden. Dies erfolgt mit Fragen wie z. B.:

- Wo waren Sie an dem Tag, als es passierte?
- Was haben Sie gemacht, als Sie sich noch sicher gefühlt haben?

Die Therapeutin sorgt dafür, dass die Erzählung sodann schrittweise und chronologisch fortschreitet, wobei die Inhalte ständig zwischen Elementen des kalten und heißen Gedächtnisses wechseln. Während kalte Gedächtnisinhalte auf den räumlichen Zusammenhang sowie die faktischen Handlungen der Personen beziehen, beinhalten die heißen Gedächtnisinhalte alle Elemente der emotionalen Struktur (vgl. Tabelle 3). Die detaillierte Erarbeitung der Veränderungen des emotionalen Inhaltes über die Zeit hinweg ist dabei von entscheidender Bedeutung.

Tabelle 3: Beispielfragen zum Abruf von heißen und kalten Gedächtnisinhalten

Kaltes Gedächtnis	Lebensphase	• Wie war Ihr Leben, als es passiert ist? • Wo haben Sie gewohnt? • Was haben Sie gemacht?
	Spezifisches Ereignis	• Was war das für ein Tag, als es passiert ist? War es im Sommer, an einem Wochentag? • Wo ist es passiert? • Wo waren Sie, bevor es passiert ist, was haben Sie gemacht? • Was passierte dann?
Heißes Gedächtnis	Offene Fragen	• Was haben Sie gesehen? • Was haben Sie gehört? • Was haben Sie gespürt? • Wie haben Sie sich gefühlt? • Was haben Sie gedacht? • Wie hat sich Ihr Körper angefühlt? • Was sehen Sie jetzt, wenn Sie so nach unten blicken? • Sehen/Fühlen/Hören Sie es jetzt auch?
	Prompts	• Haben Sie sich geekelt/geängstigt/geschämt? • Hatten Sie Panik? • Ich sehe, dass Sie zittern, haben Sie damals auch gezittert?

Erfragen der heißen Erinnerung

Wie in Tabelle 3 ersichtlich gibt es mehrere Möglichkeiten, nach Elementen des heißen Gedächtnisses zu fragen. Naheliegend ist zunächst das einfache Abfragen mit offenen Fragen, beginnend mit den sinnlichen Wahrnehmungen. Daraus ergibt sich die Frage nach den Gedanken in Bezug auf diese Wahrnehmungen. Danach folgen die Gefühle/Emotionen, sowie körperliche Reaktionen, welche als Ergebnis von Wahrnehmung und Gedanken entstehen. Es ist das wesentliche Kennzeichen des heißen Gedächtnisses, dass die Information nicht als Wissen, sondern als Vorstellung abgerufen wird. Ist das heiße Gedächtnis aktiviert, treten die Wahrnehmungen der Erinnerung in diesem Moment als Vorstellungen, d.h. als Bild vor dem inneren Auge, auf. Somit kann auch gefragt werden:

- Was spüren Sie jetzt gerade?

oder

- Sehen Sie es jetzt vor Augen? Versuchen Sie, es zu beschreiben.

Dies gilt insbesondere auch für Körperwahrnehmungen, die in der Regel einer Versprachlichung am wenigsten zugänglich sind. Beispielsweise kann gefragt werden:

Spüren Sie Ihr Herz gerade schneller schlagen?

Wichtig ist dabei, dass die im Hier und Jetzt festgestellten Wahrnehmungen in der Geschichte verortet werden, dies erfolgt durch Fragen wie:

Ihr Herz schlägt bis zum Anschlag und Ihre Kehle fühlt sich an wie zugeschnürt. War das damals genauso?

Verankerung in der Vergangenheit

In der Vergangenheitsform wird die Information auch in die Narration aufgenommen. Bei Körperempfindungen bzw. körperlichen Reaktionen können auch Beobachtungen genutzt werden, die vom Therapeuten zurückgemeldet werden, z.B.:

Ich sehe, dass Ihre Augen weit aufgerissen sind. Ist das so? War das damals auch so?

Nicht immer erschließen sich die Bestandteile der assoziativen Struktur so einfach. Die Übersetzung des heißen Gedächtnisses in sprachliche Information ist die Hauptaufgabe der Narrativen Exposition.

Eine weitere Informationsquelle für wahrscheinliche Inhalte des heißen Gedächtnisses, die sehr effektiv genutzt werden kann, ist schließlich das Einfühlungsvermögen des Therapeuten. Während der Erzählung ist der Therapeut bemüht, sich die Geschichte des Patienten wie einen Film vor dem inneren Auge vorzustellen. So bemerkt er Lücken und Widersprüche in der Erzählung und kann gezielt nachfragen. Weiterhin ermöglicht dies dem Therapeuten, Annahmen über das Befinden des Patienten in bestimmten Momenten des Ereignisses zu machen. Entsprechend des Vorgehens in der Gesprächstherapie können diese Annahmen statt als Fragen auch als Aussagen (Prompts) formuliert werden, zum Beispiel:

- Sie haben sich dann geschämt.

oder

- Sie hatten wohl Panik.

Die Formulierung als Prompt hat den Vorteil, dass gerade Inhalte, die der Patientin als wenig akzeptabel erscheinen, damit eher als Feststellung formuliert werden, was die Akzeptanz der Inhalte durch den Therapeuten impliziert. Die Befürchtung, an dieser Stelle suggestiv zu wirken, ist unbegründet, weil darauf vertraut werden kann, dass die Patientin eine falsche Annahme, die vom Therapeuten über ihr Befinden geäußert wird, korrigieren wird.

Fallbeispiel

Herr F. setzte die Behandlung regelmäßig fort und verpasste keine Sitzung. In der achten NET-Sitzung wurden Kampfhandlungen und Bombardierungen besprochen. Auch wenn diese Ereignisse auf der Lebenslinie als vergleichsweise wenig gravierend eingeschätzt wurden, war diese Sitzung für den Therapeuten viel schwieriger zu strukturieren. Herr F.s Geschichte war zunächst sehr verworren und fragmentiert. Das Erzählverfahren begann so:

Pat.: Es war furchtbar, dieser Geruch, der Rauch, ich hätte schießen sollen, aber ich konnte nicht. *(Patient wirkt verzweifelt und verwirrt)*

Th.: Sie sind da in diesem Rauchnebel und können nicht handeln? War die Sicht so schlecht? Herr F., ich kann Ihnen nicht ganz folgen.

Pat.: Die Autos brannten, es stank.

Th.: Herr F., ich sehe, Sie riechen das gerade jetzt. Ich denke, Sie sind im Moment genau dort, fühlen sich wie zurückversetzt.

Pat.: Ja.

Th.: Gehen Sie nicht allein in Ihre Erinnerung. Nehmen Sie mich mit.

Pat.: Hm.

Th.: Können Sie mich kurz ansehen, bitte?

Pat.: *(schaut auf)*

Th.: Danke. Herr F., wir haben Zeit. Ich habe nur ein paar Bilder von Ihnen bekommen, aber keine Geschichte. Vielleicht können wir das noch einmal von vorne langsam machen. Gemeinsam. Ich möchte das verstehen.

Pat.: O.k.

Th.: Wo sind Sie gerade in dem damaligen Geschehen?

Pat.: *(leicht genervt)* Ist ja gut. Ich weiß, wo ich bin.

Th.: Gut. Dann sagen Sie mir, wo das war und wie das angefangen hat. Sie hatten letztes Mal erzählt, dass das in Ihrem Dorf passierte. Sie waren aus der Haft geflohen, und dann mit Ihrer Familie zurück ins Dorf. Aber da konnten Sie sich auch nicht sicher fühlen. Wo waren Sie, als das los ging?

Pat.: Zu Hause. Wir waren zu Hause.

Th.: Sie wussten zu der Zeit, dass die Armee kommen könnte.

Pat.: Wir hatten immer wieder Bomben gehört, sie waren noch weit weg.

Th.: Sie waren weit weg. Hatten Sie Angst, dass sie näherkommen könnten?

Pat.: Es war eine Zeit der Angst.

Th.: Auch als Sie noch zu Hause waren mit Ihrer Familie.

Pat.: Ja.

Th.: Was geschah an diesem Tag? Wie ging es los?

Pat.: Ich war schon wach, gerade aufgestanden. Ich war nervös, weil sie sagten, dass es jederzeit losgehen könnte.

Th.: Können Sie das jetzt wieder spüren, die grundlegende Spannung und Wachsamkeit, die Sie zu dieser Zeit hatten?

Pat.: Ja. Es ist immer da.

Th.: In Ihrem Körper?

Pat.: Mein Herz rast. Meine Hände schwitzen.

Th.: Ihr Körper erinnert sich an diesen Moment in der Vergangenheit. Ich sehe, dass Ihre Beine zittern.

Pat.: Hm.

Th.: War das damals auch so? Haben Ihre Beine gezittert, als Sie aufgestanden waren?

Pat.: Ich denke ja.

Th.: Sie hatten Angst, wie so oft, zu dieser Zeit, zurück in Ihrem Heimatland.

Pat.: Ja. Um mich und meine Familie.

Th.: Was machten Sie in Ihrem Haus, als Sie so ängstlich waren?

Pat.: Ich ging auf und ab. Ich hörte immer, ob etwas passiert. Ich sah aus dem Fenster.

Th.: Was konnten Sie sehen draußen? War es noch dunkel draußen?

...

4.1.4.5 Höhepunkt

Wie andere emotionale Ereignisse auch, beinhalten traumatische Erlebnisse einen oder mehrere emotionale Höhepunkte. Besondere Aufmerksamkeit auf dem Weg dahin gilt dabei den Wendepunkten, also Momenten, in denen sich die Gefühlslage der Person während des Ereignisses verändert hat. Häufig sind das erste, manchmal sehr unscheinbare Hinweise, dass eine außergewöhnliche Gefahr vorliegen könnte, etwa ein Klingeln an der Haustür, auffälliges Verhalten einer bestimmten Person, ein Kommentar des späteren Täters etc. Das emotionale Erleben, einschließlich aller Elemente der Bedrohungsstruktur, wird dabei im Detail in Worte gefasst. Der emotionale Höhepunkt selbst besteht regelhaft nicht aus einer einzelnen Emotion, sondern aus einer Abfolge von Zuständen die sich in ihrer kognitiven, emotionalen und körperlichen Beschaffenheit verändern können, je nach Bedeutung, die dem Geschehen jeweils zugemessen wird. Beispielsweise kann eine intensive Furcht umschlagen in Resignation und Hilflosigkeit oder Wut, was auch mit einer Veränderung des körperlichen Empfindens und Ausdrucks sowie der begleitenden Gedanken einhergeht. Das Prinzip des Vorgehens der Narrativen Exposition bleibt über den emotionalen Höhepunkt hinweg gleich. Es gilt, Schritt für Schritt die einzelnen Zustände in ihrer Abfolge kontrolliert wieder zu erleben, um sie in ihrem räumlichen und zeitlichen Zusammenhang zu verbalisieren und so gut es geht verständlich werden zu lassen. Wichtig ist auch, die Bedeutungen der wichtigen Momente einer Geschichte während des Erzählens zu identifizieren. Nach der Exploration der Empfindungen dieser Momente erfolgt immer auch die Frage: „Was hat das in diesem Moment für Sie bedeutet?“ oder „Was hat sich in dem Augenblick für Sie geändert?“.

Emotionale Wendepunkte

Die Herausforderung der Verbalisierung der Höhepunkte der traumatischen Erfahrungen ist damit ungleich größer als bei anderen Erfahrungen. Mehrere Hindernisse sind zu überwinden, um eine vollständige und konsistente Narration zu erreichen:

Vermeidung des Therapeuten

Vermeidung des Therapeuten. Die Höhepunkte der traumatischen Erlebnisse von Patientinnen beinhalten regelhaft Erfahrungen, die von intensivsten unangenehmen Affekten wie Furcht, Ekel, Scham, Horror, Trauer und Ohnmacht gekennzeichnet sind. Gerade groteske Szenen, wie Verstümmelungen und Folter, oder auch die Details sexueller Gewalt, wie eine Penetration bei einer Vergewaltigung, gehören zu den Erlebnissen, deren Vorstellung auch bei den Zuhörern intensive Affekte und damit verbunden auch Vermeidungsverhalten auslösen. In der Behandlung ist es für die Therapeutin wichtig, den Impuls zur Vermeidung zu erkennen und als Anzeichen dafür zu bewerten, dass gerade jetzt eine große Chance besteht, einen entscheidenden Schritt zur Behandlung der Patientin vorzunehmen. Die Therapeutin kann darauf vertrauen, dass sie im empathischen Mitfühlen zwar auch extreme unangenehme Gefühle ansatzweise miterleben wird, dass die Kontextualisierung aber auch bei der Zuhörerin dazu führt, dass die Gefühle in ihrem räumlichen und zeitlichen Kontext als vergangen, als Erinnerung und Geschichte erlebt werden.

Vermeidung der Patientin

Vermeidung der Patientin. In den meisten Behandlungen wird die Beschreibung des Höhepunktes der traumatischen Erfahrung einhergehen mit verschiedenen Versuchen der Patientin, das Wiedererleben dieser Erfahrung zu vermeiden. Das spezifische Vermeidungsverhalten einer Patientin ist häufig eingeübt und unterscheidet sich deutlich von Patientin zu Patientin. Manche Personen verstummen und werden schweigsam, andere beschleunigen ihren Erzählfluss und versuchen, schnell und unter Auslassung wesentlicher Details über das Ereignis hinwegzukommen. Andere versuchen sich in eine intellektualisierende Metaebene zu flüchten und lenken ab auf die heutige kognitive Bewertung (z. B. „Wie konnte ich so dumm sein."). Manchmal kommt es auch zu aktivem Fluchtverhalten (z. B. „Bis hierher und nicht weiter. Ich höre auf."). In jedem Fall von Vermeidungsverhalten wird der Erzählfluss an entscheidenden Momenten unterbrochen. Es ist wichtig, dass die Therapeutin in diesen Momenten schnell reagiert, wobei das wesentliche Ziel ist, den Erzählfluss wieder aufzunehmen. Bei kleineren Unterbrechungen genügt es, kurz die Narration zu betonen:

> Oh, das geht mir zu schnell, so kann ich nicht verstehen, was Sie erlebt haben. Lassen Sie uns das Stück für Stück machen, sodass wir Ihre Erinnerung verstehen können. Können Sie genau beschreiben, was Sie dabei empfunden haben?

Gerade die Verlangsamung der Erzählung bis hin zur Zeitlupe und dabei die Klärung aller Empfindungen, Gedanken, Gefühle und Körperreaktionen, macht den Bericht schrecklicher Momente erträglicher, als zu schnelles, gehetztes Weitererzählen mit der wohlmeinenden Absicht, die Patientin zu schonen.

Vermeidung verstehen und überwinden

Bei größeren Unterbrechungen ist es in jedem Fall wichtig, die kommunikative Botschaft des Vermeidungsverhaltens zu verstehen, um dann wieder zur Erzählung zurückzukehren:

> Ich sehe, dass es Ihnen nun sehr schwerfällt und gewissermaßen die Sprache verschlägt. Aber können Sie mich mit dahin nehmen, wo Sie in Ihrem Erleben gerade sind? Was sehen Sie?

Nur bei wiederholten und offenen Beeinträchtigungen des Fortgangs der Therapie ist eine Unterbrechung der Behandlung durch die Therapeutin notwendig. Das Ziel ist dann, die Patientin zu einer Weiterführung der Narration zu bewegen, indem das Behandlungsrational wiederholt wird. Auch hier gilt es, das Vermeidungsverhalten zunächst wertfrei anzuerkennen (z. B. „Ich sehe, dass es für Sie nun so belastend wird, dass Sie denken, nicht weiter zu können"), um diesen Moment dann als die Chance für einen entscheidenden Durchbruch in der Behandlung zu kennzeichnen (z.B. „Genau das zeigt, dass wir nun bei Erfahrungen angekommen sind, die Sie so bisher nicht mitteilen und für sich verstehbar machen konnten“), und dann unter Rückgriff auf die Psychoedukation zu erklären, weshalb genau nun eine Wiederaufnahme der Erzählung entscheidend wäre. Die letztendliche Entscheidung über Abbruch und Fortsetzung der Therapie verbleibt natürlich bei der Patientin, diese Entscheidung sollte aber aufgeklärt und nicht spontan aus dem Affekt erfolgen. Die Therapeutin hatte in der Psychoedukation angekündigt, dass es so einen Moment in der Behandlung geben wird, und dass sie dann alles unternehmen wird, um einen Abbruch der Therapie zu verhindern. Unter Rückgriff auf diese Ankündigung sollte die Therapeutin nun die Patientin bekräftigen und dabei unterstützen, die Behandlung fortzusetzen. Die Entscheidung zum Abbruch der Narration sollte in jedem Fall nicht innerhalb einer Sitzung getroffen werden, die Therapeutin sollte die Patientin immer zu einer weiteren Sitzung einladen, um erneut über die Situation zu sprechen. Die Patientin sollte dann auch darüber aufgeklärt werden, dass ein Abbruch der Narration häufig zur Folge hat, dass Patientinnen nicht so schnell wieder einen neuen Versuch zur Aufarbeitung der Erinnerung unternehmen werden. Es ist zu prüfen, welche Hindernisse im Leben der Patientin gegenwärtig eine aufarbeitende Behandlung verhindern, und welche Aspekte es ihr leichter machen würden. Ein tatsächlicher Abbruch ist, nach Erfahrung und Studienlage, unter diesen Umständen sehr unwahrscheinlich.

Fehlende Benennung der Gefühle

Mangelnde Zugänglichkeit für Gefühle der Patientin. Viele Patientinnen tun sich sehr schwer, emotionale Erlebnisinhalte differenziert in Worte zu fassen. Beispielsweise antworten sie auf Fragen nach Gefühlen nur mit „normal“ oder „schlecht“ oder „nicht gut“. Viele Patienten, insbesondere diejenigen, die in ihrer Kindheit vernachlässigt wurden, haben die Kompetenz der Wahrnehmung, Differenzierung und Symbolisierung von Gefühlen nicht ausreichend gelernt. Wenn dieser Mangel in bestimmten Momenten der Narration auffällig wird, sollte viel Aufmerksamkeit auf diesen Prozess gerichtet werden. Mit einer Wahrnehmungsübung während der Narration kann die grundlegende Körperwahrnehmung beschrieben werden, um dann, in Verbindung mit den Gedanken, einen passenden Begriff für diesen Zustand zu finden. Dieses Vorgehen ähnelt Methoden zur Übung der Emotionsregulation. Der Unterschied ist aber, dass nach einer Erfassung des Zustandes und der Versprachlichung des Gefühls nichts weiter unternommen wird, um das Gefühl zu verändern. Die einzige Strategie zur Emotionskontrolle im Rahmen der NET ist die Akzeptanz und die explizite Versprachlichung des Gefühls im Zusammenhang der Geschichte sowie die Bedeutungszuschreibung, was die Voraussetzung für die Kontextualisierung und damit die Hemmung des Affektes darstellt.

Dissoziation in der Narration

Dissoziation. Nicht nur das aktive Vermeidungsverhalten stellt ein Hindernis für die Narration der traumatischen Erlebnisse dar, sondern auch das Wiedererleben der Erinnerung an das Trauma selbst. Wie in Kapitel 2.1 beschrieben, sind traumatische Erlebnisse dadurch gekennzeichnet, dass sie mit physiologisch bedingten Erlebnisweisen einhergehen, die weit von allen alltäglichen Erfahrungen abweichen. Während das hohe Erregungsniveau, dass in der Kampf-Flucht-Reaktion mit hoher Furcht einhergeht, einer Erzählung nicht grundlegend im Weg steht, ist der Abbruch der Realitätswahrnehmung und Kommunikation ein charakteristisches Merkmal der Shut-Down-Dissoziation (Schauer & Elbert, 2010 ; Schauer & Schalinski, 2021), sowohl der tonischen Immobilität als auch der folgenden Erschlaffungsreaktion (vgl. hierzu die Karte „Verteidigungskaskade der menschlichen Stressreaktion" am Ende des Buches). Dissoziative Zustände dieser Art sind durch eine zunehmende Abspaltung im Bewusstsein der Patientin vom therapeutischen Gespräch beobachtbar. Patientinnen reagieren verzögert auf Anfragen, sind über Sinnesreize kaum mehr zu erreichen, blicken die Therapeutin nicht mehr an und wirken abwesend. Die Phase der tonischen Immobilität ist dabei durch eine starre Haltung unter hohem Erregungsniveau gekennzeichnet, die auch mit Kennzeichen höchster Anspannung, wie muskulärem Zittern einhergehen kann. Geht die Reaktion in eine Erschlaffungsreaktion über, so zeigen sich dagegen ein abnehmender Muskeltonus und Kennzeichen körperlicher Entspannung, teilweise sogar von Gähnen begleitet. Diese eigentümlichen physiologischen Reaktionen stellen das Wiedererleben der peritraumatischen Reaktion dar. Typisch für die tonische Immobilität sind Ereignisse, in denen Patientinnen erstarrt sind, da sie während einer extremen Bedrohung in ihrer Bewegungsfreiheit eingeengt waren (etwa körperlich eingeklemmt oder festgehalten), oder wenn das körperliche Einfrieren überlebensnotwendig erschien, etwa bei der Beobachtung einer Bedrohung aus einem Versteck. Während die tonische Immobilität noch mit dem panischen Versuch einhergeht, um das Überleben zu kämpfen, ist die Erschlaffungsreaktion von innerer Resignation, Ohnmacht und der Aufgabe von jedem inneren oder äußeren Widerstand gekennzeichnet. Die negative Anspannung, die Angst und der Herzschlag sinkt dann. Für viele Patienten eine angenehmere Befindlichkeit.

Im Prinzip sind auch die Zustände der Shut-Down-Dissoziation als Extremformen des heißen Gedächtnisses genauso zu kontextualisieren wie Reaktionsweisen der Kampf-Flucht-Reaktion. Die Herausforderung ist aber, dass diese Zustände mit dem Verlust der aktiven Handlungskontrolle und Kommunikation einhergehen. Das oberste Gebot bei der Behandlung dieser Zustände ist somit, fortwährend den Kontakt zur Patientin aufrechtzuerhalten. Entsprechend der Reaktion auf aktives Vermeidungsverhalten gilt es auch hier, die Balance zwischen unterbrechenden, reorientierenden Interventionen (Grounding) und der Fortführung der Narration zu finden. Mildere dissoziative Zustände werden durch den engmaschigen Gesprächsfluss der Narrativen Expositionstherapie selbst kontrolliert werden, da durch das aktive und direktive Verhalten der Therapeutin die Aufmerksamkeit stets auch auf die Bildung der Geschichte gelenkt wird und die Patientin nicht in ihren Gedanken alleine gelassen wird, sodass sie in ihrem Erleben abdriften könnte (vgl. hierzu auch die Karte „Interventionen bei Dissoziation“ am Ende des Buches). Bei anderen Patientinnen können wiederholt kurze Fragen zur Reorientierung notwendig sein, um dann die Narration fortzusetzen, z. B.:

> Frau ..., können Sie mich bitte kurz ansehen? Wissen Sie noch, wo Sie sind? Können Sie sich kurz im Raum umsehen?

Insbesondere bei angespannten Körperhaltungen im Rahmen der Immobilität sind Aufforderungen zur Kontrastierung notwendig:

> Ich sehe, dass Ihre Beine ganz starr sind und Sie sich nicht mehr bewegen. Genauso wie damals, da konnten Sie sich nicht bewegen. Fällt es Ihnen auch jetzt schwer? Heute ist keine Gefahr mehr, vielleicht können Sie kurz Ihre Beine und Arme ausstrecken?

Körperliche Aktivierung

Wenn die Dissoziation mit Erschlaffung einhergeht, so kann eine begleitendende körperliche Aktivierung wichtig werden. Verfahren der *angewandten Anspannung,* wie sie beispielsweise bei der Expositionstherapie der Blut-Verletzungs-Spritzenphobie eingesetzt werden, haben sich hier bewährt. Das Ziel ist, die äußeren Extremitäten wiederholt anzuspannen, sodass der weitere Abfall des Blutdrucks und eine Synkope verhindert werden. Alle reorientierenden und kontrastierenden Interventionen sollen aber einhergehen mit der Fortsetzung der Narration. Hierfür ist es wichtig, den Patientinnen in genau solch einem Moment die Natur der Verteidigungsreaktion zu erklären, sodass die Patientinnen ihr eigenes körperliches und kognitives Verhalten während des Traumas als automatische Überlebensreaktion verstehen und im biografischen Zusammenhang mit dem traumatischen Erlebnis verorten können.

Reorientierung

Bei einer anhaltenden und schwer kontrollierbaren Neigung zur Dissoziation wird es notwendig sein, reorientierende Interventionen und Kontrastierungen immer wieder im Wechsel mit der Fortsetzung der Narration einzusetzen (Beispiele vgl. Tabelle 4). In diesem Vorgehen pendelt die Aufmerksamkeit von Therapeutin und Patientin immer hin und her, um die Fortsetzung der Exposition zu erlauben. Wichtig ist bei allen reorientierenden Maßnahmen, dass die Therapeutin selbst in Lautstärke und Präsenz deutlich wahrnehmbar ist, gleichzeitig aber die Ruhe behält, um selbst nicht bedrohlich zu wirken (vgl. hierzu auch die Karte „Interventionen bei Dissoziation“ am Ende des Buches).

Bedeutung der Todesangst

Todesangst verstehen. Die Höhepunkte der traumatischen Erlebnisse gehen meist einher mit dem intensiven Erleben von Todesangst, häufig auch der festen Überzeugung, in diesem Moment zu sterben. Dabei ist wichtig, dass die Todesangst selbst in ihrem Erleben und ihrer Bedeutung für den Patienten verstanden wird. Es liegt für den Therapeuten nahe, das Erleben von Todesangst bei Lebensgefahr vorschnell als nicht weiter erklärungsbedürftig zu betrachten. Die Erfahrung der Todesangst selbst ist aber für alle Patienten unterschiedlich, und nicht selten ist einer der wesentlichen Höhepunkte in den Details des Erlebens der Todesangst verborgen. Wichtig ist also, herauszufinden, was es genau in diesem Moment für die Patientin bedeutet hat, zu sterben, was also gewissermaßen das Schlimmste am Sterben in diesem Moment war. Für manche Patientinnen ist das beispielsweise der Verlust von geliebten Menschen oder die Sorge um die Kinder, die alleine und schutzlos bleiben. Die Patientin soll die Möglichkeit haben, die individuelle Beschaffenheit ihrer Befürchtungen während des traumatischen Ereignisses im Detail darzustellen, als einer der schmerzhaftesten Elemente des Traumas, die in Gedanken und Erzählungen ansonsten üblicherweise vermieden werden. Viele Menschen beginnen zu weinen, wenn sie mit der empfundenden Endgültigkeit des Todes konfrontiert werden. Die zuvor gerade noch große Angst wird dann von Trauer abgelöst. Darauf sollten Therapeuten vorbereitet sein und der erzählenden Person entsprechend Zeit für diese starken Gefühle und existenziellen Erkenntnisse geben.

Tabelle 4: Maßnahmen zur Kontrolle der Dissoziation (vgl. Schauer & Elbert, 2010)

Methode	Anwendung	Anleitung
Lenkung auf äußere Aufmerksamkeit	Beginnender Verlust des Kontaktes und der Reaktion	„Können Sie mich mal ansehen? Was können Sie hier sehen? Welche Farbe hat mein Hemd, der Stuhl, der Tisch?"
Kontaktaufnahme	Beginnender Verlust des Kontaktes und der Reaktion	„Können Sie mich hören? Können Sie meine Stimme hören? Sind Sie noch bei mir?"
Räumliche und Zeitliche Orientierung	Drohender Verlust der Orientierung	„Wissen Sie, wo Sie sind? Wie heiße ich? Welches Jahr haben wir?"
Angewandte Anspannung	Deutliche Erschlaffung, drohende Ohnmacht	„Können Sie sich kurz so hinsetzen wie ich? Die Beine übereinanderschlagen, und gegeneinanderdrücken. Die Arme anwinkeln und Fäuste ballen und dann pumpen."
Körperliche Kontrastierung	Erstarren und massive körperliche Reaktionen	„Sie waren damals ganz steif und konnten sich nicht bewegen. Heute sind Sie nicht bedroht, und können sich bewegen. Können Sie kurz loslassen und, auch gegen den inneren Widerstand, Ihre Arme ausstrecken?"

Fallbeispiel

Th.: Sie saßen hinter dem Haus, und als sie schon dachten, dass der Konvoi an Ihnen vorbeifahren würde, fuhr doch noch ein Lastwagen auf sie zu. Ich merke, Sie sind ganz unruhig gerade, was fühlen Sie in Ihrem Körper?
Pat.: Mein Herz geht ganz schnell.
Th.: Ihre Kehle?
Pat.: Schnürt sich wieder zu.
Th.: Sie hatten Panik.
Pat.: Ja.
Th.: Was hatten Sie gedacht, in dem Moment?
Pat.: Es war Krieg jetzt.
Th.: Sie konnten jetzt sterben.
Pat.: Ja, aber die Stimmung war nicht so.
Th.: Ihre Stimmung? Die Stimmung der anderen?
Pat.: Die anderen. Sie waren ganz aufgeregt, sie haben sich auch gefreut.
Th.: Gefreut auf den Kampf?
Pat.: Es war kein Panzer dabei. Der Transporter war ungeschützt.
Th.: Was hat das für Sie bedeutet, dass der Transporter ungeschützt war? Was haben Sie da gedacht?
Pat.: Ich dachte, wir könnten eine Chance haben.
Th.: Waren Sie da auch so aufgeregt, wie die anderen? Oder erleichtert?
Pat.: Erst etwas erleichtert, aber dann hat der Lastwagen gebrannt.
Th.: Moment – wie kam das, dass der Lastwagen gebrannt hat?
Pat.: Ich weiß es nicht.
Th.: Wie haben Sie es gemerkt, dass der Lastwagen brennt?
Pat.: Ich machte die Augen auf, dann hat er gebrannt.
Th.: Mir fehlt da etwas, ich weiß gar nicht, dass Sie die Augen zu gemacht haben. Sie sahen den Transporter, waren etwas erleichtert, weil kein Panzer dabei war. Sie dachten Sie hatten eine Chance. Was passierte dann?
Pat.: Die anderen begannen zu schießen wie verrückt.
Th.: Sie auch?
Pat.: Ich nicht.
Th.: Was haben Sie gemacht?
Pat.: Ich konnte nicht schießen. Ich hätte schießen sollen, aber ich machte die Augen zu.
Th.: Was hinderte Sie daran, auch zu schießen?
Pat.: Es drehte sich alles. Mir war schwindelig. Alles fühlte sich wieder an wie ein Alptraum.
Th.: Herr F., wird Ihnen jetzt auch schwindelig?
Pat.: *(sieht nach unten)*
Th.: Herr F., sehen Sie mich bitte kurz an?

Pat.: *(sieht nach oben)*
Th.: Wissen Sie noch, wo Sie sind?
Pat.: Ja, ja.
Th.: Wo?
Pat.: In der Klinik. In Bielefeld.
Th.: Immer noch schwindelig?
Pat.: Es geht.
Th.: Atmen Sie einmal tief aus.
Pat.: *(atmet tief durch)*
Th.: Damals haben Sie die Augen geschlossen.
Pat.: Ja, das passierte, einfach so.
Th.: Jetzt können Sie die Augen offenlassen, sehen Sie. Es passiert nichts Schlimmes. Damals aber – Sie waren innerlich wie abwesend?
Pat.: Ja.
Th.: Verstehe. Hier ist jetzt aber wichtig, dass Sie bei mir bleiben, damit Ihr Gehirn versteht, dass dies alles nicht jetzt stattfindet, sondern längst vorbei ist.
Pat.: Ja, stimmt, das ist lange her.
Th.: Nun, damals, wie lange hatten Sie die Augen geschlossen?
Pat.: Ganz kurz, dann, die Augen waren noch zu, dann sah ich einen Blitz und hörte einen Knall. Ich machte die Augen auf.
Th.: Was sahen Sie genau?
Pat.: Rauch. Ich sah Rauch, und dahinter Feuer. Der Lastwagen brannte.
Th.: Der ganze Lastwagen?
Pat.: Nein, nur vorne.
Th.: Die Fahrerkabine.
Pat.: Ja.
Th.: War da noch jemand drin?
Pat.: Ich sah einen Schatten im Feuer. Da war noch jemand drin.
Th.: Was dachten Sie in dem Moment? Was hat das bedeutet?
Pat.: Es war furchtbar. Ein Mann verbrennt an lebendigem Leib!

Herr F. erzählt, wie er die Bombardierung des Dorfes und das Einrücken der Armee erlebte. Er hatte eine Waffe zu Hause, und es wurde von ihm erwartet, dass er mit den Rebellen kämpfen würde. Sie verschanzten sich in einem Hinterhalt, der von den Rebellen weit vor dem Dorf gelegt wurde, um die vorrückenden Soldaten aufzuhalten. Sie schossen schließlich auf den Konvoi der Armee, insbesondere auf die LKW, in denen die Soldaten transportiert wurden. Einer der Hotspots liest sich in der Narration folgendermaßen:

„Ich hatte keine Wahl. Ich musste kämpfen. Wir waren alle völlig unerfahren, ich hatte nur ein paar Mal eine Waffe in der Hand gehabt. Wir waren in Deckung hinter einer Scheune, auf der anderen Seite der Straße waren Abdul und sein Bruder. Wir waren nur acht. Abduls Bruder hatte eine Bombe an der Straße platziert. Ich hatte große Panik, wir hätten viel mehr Männer sein müssen. Mein Herz schlug bis zum Hals. Ich kannte nicht den Plan, ich konnte nicht fragen, aber ich vertraute ihnen nicht. Wir sahen in der Ferne den Konvoi der Armee. Es war ein alter Panzer, zwei gepanzerte Lastwägen und drei Lastwägen mit Soldaten. Sie fuhren aber nicht auf uns zu. Sie fuhren nicht auf der Straße. Ich war erleichtert als ich sah, dass sie an uns vorbeifahren würden, und wahrscheinlich auch nicht in unser Dorf. Wir verhielten uns still. Wir hörten Schüsse in der Ferne, wahrscheinlich schossen sie jetzt auf den Konvoi. Dann plötzlich, wir wollten schon zurückgehen, kam ein weiterer Lastwagen auf uns zu. Es war ein Transporter, nicht gepanzert. Ich sah, wie die Männer neben mir ganz erregt wurden. Der Transporter war ungeschützt, wenn wir schnell waren, hatten wir eine gute Chance. Doch schon bevor sie näherkamen, fingen die Männer an, auf den Lastwagen zu schießen. Ich habe nicht geschossen. Es war ein großes Durcheinander und keiner wusste, was der andere tut. Alle suchten sich Deckung. Ich blieb hinter dem Haus versteckt. Ich hatte große Panik. Von meinem Versteck aus konnte ich nur die Männer auf unserer Seite sehen und konnte sehen, wie sie schossen. Die Soldaten haben auch geschossen. Wir waren mitten im Krieg. Es war ein Alptraum. Ich machte die Augen zu und mir wurde schwindelig, doch plötzlich hörte ich einen riesigen Knall, eine Explosion und es leuchtete in meinen Augen. Ich öffnete die Augen und sah nur Rauch. Der Lastwagen stand quer und die Fahrerkabine brannte. Ein Mann saß noch drin, ich sah einen Schatten hinter dem Rauch, er bewegte sich noch. Mir wurde schwindelig und übel. Es roch nach verbranntem Plastik. Und Schießpulver. Alles ging ganz schnell. Vom Transporter stiegen Soldaten ab und begannen auf uns zu schießen. Ich wusste, wenn sie es schafften, dann würden sie unsere Männer töten und auch mich, und dann auch unsere Familien. Wahrscheinlich hätten sie mich erschossen und meine Frau vergewaltigt. Das taten sie immer, um uns zu bedrohen. Also schoss ich. Ich empfand nichts, und schoss wie ein Verrückter in ihre Richtung. Die Automatik funktionierte nicht, sodass ich einzelne Schüsse abgeben musste. Schuss für Schuss, so schnell ich konnte. Sie verschanzten sich hinter dem Lastwagen. Ich zitterte am ganzen Körper, ich sah nur Blitze und den Mann in der Fahrerkabine, der verbrannte. Ich wollte ihn erschießen, nahm ihn ins Visier, ich sah in über dem Lauf meines Gewehrs, aber ich traf ihn nicht ..."

4.1.4.6 Ende

Die ausführliche Darstellung der emotionalen Höhepunkte des traumatischen Erlebnisses geht in der Regel mit einer graduellen Normalisierung des Erregungszustandes der Patientin einher. Ab hier wird die Narration weitergeführt, bis ein vergleichsweise sicherer Moment im Leben der Patientin erreicht wird. **Ende am sicheren Moment**

Beispiele für derartige Momente können sein: Die Patientin kommt nach einer Vergewaltigung nach Hause und zieht sich in ihr Zimmer zurück oder die Familie kann sich auf der Flucht für einen Moment in Ruhe verstecken. Der vergleichsweise sichere Ort kann aber auch aus einem Moment der Ruhe in der Zelle im Foltergefängnis bestehen. Wichtig ist bei der Erzählung zum Abschluss des Ereignisses wiederum besonders auf die emotionalen Wendepunkte zu fokussieren, die in diesem Fall häufig mit einer Beruhigung, Entspannung oder sogar Erleichterung einhergehen. In einzelnen Fällen lässt sich aber kein sicherer Ort finden oder es entfalten sich in der Erzählung so viele neue unmittelbar anstehende emotionale Höhepunkte, dass es unrealistisch ist, einen Moment der relativen Entspannung zu finden. In diesem Fall wird diese Herausforderung mit der Patientin besprochen, und es kann in der Erzählung vorgespult werden. Der Patientin wird angeboten, über weitere Höhepunkte und traumatische Ereignisse hinweg die Geschichte grob zusammenzufassen, bis endlich ein relativer Ruhepunkt erreicht wird. Beispielsweise können die weiteren drei Monate Gefängnis bis zur Entlassung, oder die folgenden Wochen der Flucht in ihrem Verlauf umrissen werden, um dann das Erleben an dem sicheren Ort zu fokussieren. Dabei wird unmittelbar angekündigt, dass die so übergangenen Höhepunkte und Erlebnisse in der folgenden oder in den folgenden Sitzungen eingehend exploriert werden können.

Vorspulen

4.1.4.7 Abschluss: Reflexion der übergreifenden Bedeutung

Während die Erzählung auf den sicheren Ort zusteuert und sich schrittweise eine Beruhigung im Erleben des Patienten einstellt, machen sich regelhaft übergeordnete Bewertungen des Ereignisses oder auch der Ereignisse im Lebenszusammenhang bemerkbar. Häufig finden sich nun auch übergreifende Bedeutungs- und Bewertungsmuster als Brücken zwischen verschiedenen Erlebnissen. Im Rahmen der Narrativen Expositionstherapie ist die Reflexion der Bedeutung der traumatischen Erfahrungen ein wesentliches Element, ohne dass ausgefeilte Techniken der kognitiven Therapie zur Anwendung kommen müssen. Das Ziel ist, die Bedeutungssysteme zu verstehen und zu einer Akzeptanz der Erlebnisse im Rahmen der eigenen Identität des Patienten beizutragen.

Hinweis

Ausgebildete kognitive Therapeuten können in dieser Therapiephase auch gezieltere Techniken, wie den sokratischen Dialog einsetzen. Dies sollte aber nur versucht werden, wenn die übergeordneten Bewertungen in hohem Maße dysfunktional und unrealistisch sind. Dies gilt für eindeutig hinderliche und hartnäckige Kognitionen, wie beispielsweise dem Gefühl von Missbrauchsopfern, weiterhin beschmutzt zu sein. Typische Themen bei der Reflexion der Bedeutung ergeben sich daraus, dass Patientinnen sich erstmals im Detail mit ihrem Erleben während des Traumas auseinandergesetzt haben.

Das Schlimmste am Ereignis erkennen. Traumatische Ereignisse sind so schrecklich, dass sich die Frage nach der Bedeutung des Ereignisses zu erübrigen scheint. Dabei ist aber zu berücksichtigen, dass sich dennoch die Bedeutung eines Ereignisses von Person zu Person unterscheidet. Ohne zu hinterfragen, *dass* das Ereignis maximal schrecklich war, stellt sich die Frage, *worin genau* für diese Person der Schrecken der Erfahrung liegt. Beispielsweise können bei sexueller Gewalt der Ekel und die Beschmutzung im Vordergrund stehen. Andere Betroffene empfinden besonders die Benutzung als Objekt und die damit verbundene Entmenschlichung und Demütigung besonders intensiv. Gerade bei Beziehungsgewalt kann die Erfahrung, dass sich die Überlebende nicht schützen konnte und sich dem Täter wiederholt ausgeliefert hat im Vordergrund stehen. Viele Patientinnen erkennen erst durch die langsame und genaue Schilderung des traumatischen Ereignisses, was für sie selbst das eigentlich Bedrohliche an dem Ereignis war und erkennen, wie die im Trauma gelernten Bedeutungen noch heute ihr Leben bestimmen.

Bedeutung des Ereignisses

Ereignisübergreifende Bedeutungen. Viele Patientinnen stellen im Laufe der Behandlung auch Bedeutungszusammenhänge über verschiedene traumatische Erfahrungen hinweg fest. Beispielsweise können Patientinnen bemerken, dass zu der Lebensbedrohung durch äußere Feinde die fortwährende Schutzlosigkeit durch die eigene Familie kommt. Eine heute fortbestehende Entfremdung und anhaltendes Misstrauen können sich dadurch erklären. Im Rahmen der NET ist auch hier das erste Ziel, das Erleben der Patientin auf Grundlage der Biografie zu verstehen, und nicht die kognitive Widerlegung von übergreifenden Kognitionen wie Misstrauen und sozialer Rückzug.

Bedeutung in der Lebensgeschichte

Erkenntnisse über die Verortung von Sensationen. Einige Patientinnen erkennen im Rahmen der Narration, dass ein bestimmtes, für sie typisches und bisher ungeklärtes Gefühl, eine Sensation oder Körperwahrnehmung, in einem bestimmten Kontext zuerst aufgetreten ist. Beispielsweise kann ein intensives Zittern bei Aufregung, ein unerklärter Schmerz in der Hüfte, das wiederholt schnelle Erstarren bei jeder Art von Bedrohung oder die intensive Angst vor Ablehnung letztlich in einem Hotspot eines Ereignisses begründet sein, und seitdem als Erinnerung in weiteren traumatischen Erlebnissen genauso wie im Alltag wieder aufgetreten sein. Diese Erkenntnis beschreibt genau den in der Narrativen Expositionstherapie angestrebten Prozess der Kontextualisierung, der auf diese Art bewusst und aktiv auftreten kann. Eine aktive und bewusste Reflexion dieses Prozesses in der NET ist möglich und für eine Weiterführung der Behandlung nach der NET hilfreich, wenn der Umgang mit Erinnerungen im Alltag zum Thema werden kann.

Verortung von Erleben

Gefühle von Schuld. Ein wesentliches Thema kann die Zuschreibung der Verantwortung für das Trauma sein, was mit Schuldgefühlen einhergehen kann. Häufig entstehen Schuldgefühle, um eine gewisse Kontrolle und Vorhersag-

Schuldgefühle

barkeit zu erreichen. Wenn *ich* etwas getan, veranlasst oder unterlassen habe, dann ist dies wohl der Grund dafür, dass alles so gekommen ist. Ein solches Narrativ kann erträglicher sein als der Gedanke der totalen Hilflosigkeit oder des Ausgeliefertseins. Im Rahmen der Narrativen Expositionstherapie wird die Reflexion der Verantwortlichkeit dadurch erleichtert, dass nun eine detaillierte Schilderung der Vorgänge einschließlich des Erlebens der Patientin vorliegt. Auf dieser Grundlage ist es deutlich einfacher realistisch einzuschätzen, wie groß der eigene Beitrag zu den Geschehnissen tatsächlich war, und auf welcher entwicklungsbezogenen und emotionalen Grundlage Entscheidungen getroffen wurden, die sich im Nachhinein als falsch herausgestellt haben. Das Wiedererleben der Ohnmacht während des Ereignisses erleichtert zudem die Erkenntnis und die Akzeptanz der Tatsache, dass die Überlebende tatsächlich vollständig ausgeliefert war und, aufgrund des Zwanges oder auch der eigenen körperlichen Reaktion, zu keinem Widerstand mehr fähig war. Falls tatsächlich reale Schuld besteht, so ist diese nicht pathologisch, also auch nicht mit Methoden der Traumatherapie ungeschehen zu machen. Hier kann es helfen, wenn der Therapeut zusammen mit dem Patienten den tatsächlich eigenen Anteil am Geschehen klärt und hilft, einen Plan zu entwickeln, wie der Schuldige an die Opfer oder die Gesellschaft zurückgeben kann, also Wiedergutmachung üben kann.

Schamgefühle

Gefühle von Minderwertigkeit und Scham. Patientinnen berichten im Rahmen der Narrativen Expositionstherapie zum ersten Mal traumatische Erlebnisse im Detail. Mit der Erzählung von traumatischen Erlebnissen gehen häufig intensive soziale Gefühle einher, die sich auch gegenüber der Therapeutin äußern. Unangenehme Gefühle reichen von Peinlichkeit bis zu durchdringenden und verallgemeinerten Schamgefühlen. Gerade Opfer von emotionaler Kindesmisshandlung, aber auch Opfer von sexuellem Missbrauch bringen häufig eine tiefgreifende Schamneigung (shame-proneness) mit. Sie schämen sich nicht nur für einzelne Erlebnisse, sondern sind fest davon überzeugt, im Grunde als Person minderwertig und verachtenswert zu sein. Angemessenes Schamgefühl und -verhalten hat viele sozial-regulative Funktionen: Beherrschung von Trieben und starken Emotionen, Sexualverhalten, Reinlichkeitserziehung, intrasexuelle Konkurrenz, unangemessenes Rangstreben und vieles mehr wird sanktioniert durch Beschämung. Im Kern geht es bei Schamgefühlen kulturübergreifend um die Bedrohung durch Abwertung in den Augen der anderen („threat of devaluation") und damit um den Verlust von Ansehen oder sogar um den Ausschluss aus der Gruppe. Wir sind die einzige Spezies, die in der Lage ist, sich selbst von außen und den anderen von innen zu sehen. Individuen nutzen diesen Perspektivenwechsel als Selbstkontrollmaßnahme im Kampf um soziale Anerkennung und Status. Da soziale Abweisung und Rangabstieg biologisch hochbedrohlich sind, signalisieren uns stark unangenehme, schmerzhafte Emotionen und Gedanken von Scham diese Gefahr und wir melden die Erniedrigung durch entsprechende Körperhaltung und Gesichtsausdruck und -rötung zurück.

Überlebende traumatisierender Kindheiten hatten oft keine feinfühligen Bindungspersonen, die sie in der gesunden Entwicklung dieses Mentalisierungsprozesses entsprechend adäquat unterstützt hätten, sondern im Gegenteil, in Situationen von Gewalt und Missbrauch manifestiert sich der niedrige Rang und die mindere Wertigkeit des Opfers. Für Patientinnen mit Schamneigung ist eine Narrative Expositionstherapie quasi ein Verhaltensexperiment. Aufgrund ihrer Überzeugung, wegen eines tiefsitzenden und in den Erlebnissen verhafteten Makels als Mensch verachtenswert zu sein, ist die Erzählung ihrer traumatischen Erlebnisse mit der Befürchtung verbunden, dass die Therapeutin bei Kenntnis der Wahrheit die Patientin auch ablehnen wird. Derartige Befürchtungen werden in kurzen Interventionen schon während und dann nochmals nach der Exposition vorsichtig angesprochen. Hier ist wichtig, dass die Therapeutin sich selbst mit ihrem authentischen Mitgefühl einbringt, sie der Patientin korrigierende Beziehungserfahrungen erlaubt, indem sie ihr zu verstehen gibt, dass sie mit der Patientin mitfühlt und sich ihr nahe fühlt. Dies führt zum konkreten Erleben der Erhöhung des sozialen Wertes. Bei Opfern von sexuellem Missbrauch geht das Schamgefühl mit der Überzeugung einher, beschmutzt zu sein, andere könnten sich ekeln und man wird abgewiesen. Diese Überzeugung lässt sich oft verstehen als Erinnerung an den Ekel, der während des traumatischen Erlebnisses vorherrschte.

Fallbeispiel

Adil F. ist am Ende der Sitzung, nachdem er das erste Mal den Missbrauch durch seinen Lehrer erzählte, innerlich wie abwesend.

Pat.: *(sieht nach unten)*
Th.: Sie haben es geschafft. Sie haben den Missbrauch erzählt, von Anfang bis zum Ende.
Pat.: Ja.
Th.: Wie geht es Ihnen jetzt?
Pat.: Ich fühle mich schlecht.
Th.: Weil Sie es mir erzählt haben?
Pat.: Ich habe es nie jemandem erzählt.
Th.: Ich schätze Ihr Vertrauen sehr, dass Sie es mir erzählt haben. Schämen Sie sich jetzt?
Pat.: Ja.
Th.: Was denken Sie, was ich jetzt über Sie denke?
Pat.: Sie wissen jetzt, dass ich beschmutzt bin.
Th.: Sie denken, dass Sie beschmutzt sind, weil Sie als Kind missbraucht wurden?
Pat.: Ja, tief in mir.

Th.: Denken Sie, dass Sie Verantwortung dafür haben, dass das passiert ist?
Pat.: Ich habe das nicht gewollt.
Th.: Dann ist doch der Lehrer schmutzig, nicht Sie.
Pat.: Ich hasse ihn.
Th.: Aus gutem Grund. Das war widerwärtig, was er Ihnen angetan hat.
Pat.: Ja.
Th.: Ich kann mir vorstellen, dass sich das ganz furchtbar anfühlen muss.
Pat.: Das ist es ja. Jetzt haben Sie Mitleid mit mir, dem Opfer.
Th.: Mitleid heißt, dass man auf jemanden herabsieht. Ich habe aber allen Respekt vor Ihnen und dem, was Sie mitgemacht haben. Und ich kann Ihren Schmerz verstehen. Es macht mich traurig.
Pat.: Hm. Ich danke Ihnen.

Trauer

Gefühle von Verlust und Trauer. Die Reflexion der Bedeutung kann aber auch von dem Erlebnis von Verlusten geprägt sein. Wenn während traumatischer Ereignisse eine oder mehrere enge Bezugspersonen, Familienangehörige oder Eltern ums Leben gekommen sind, so besteht der Verlust fort. Es ist ein Kennzeichen der traumatischen Trauer, dass Verlusterfahrungen auch deshalb nicht verarbeitet werden, weil die Erinnerung an den Verlust vermieden wird, wenn zur Trauer auch noch die anderen traumabezogenen Emotionen kommen. Wird nach Jahren zum ersten Mal ein schwerer Verlust besprochen, kann es zu intensivsten Trauerreaktionen kommen, bei denen die Patientin erstmals den Schmerz des Verlustes in seiner vollen Intensität wahrnimmt. Auch in diesem Fall besteht das therapeutische Vorgehen in dem Versuch, die Bedeutung des Verlustes zu verstehen und die damit verbundenen Gefühle auch in ihrer Intensität zu akzeptieren. Bei traumatischen Verlusterfahrungen ist dies der Anknüpfungspunkt, um nach Abschluss der Narrativen Expositionstherapie dazu beizutragen, durch unterstützende Interventionen den nun anstehenden Trauerprozess zu begleiten.

Fallbeispiel

Herr F. erzählt in der neunten Sitzung, wie er seinen vierjährigen Sohn auf der Flucht bei einer Bootsüberfahrt verloren hat. Am Ende der Sitzung bricht in einem intensiven Ausbruch von Gefühlen seine Trauer durch. Er weint lautstark. Der Therapeut versucht, seine Gefühle zu begleiten und zu verstehen. Es ist entscheidend, die Trauer in diesem Moment anzuerkennen. Versuche, zu trösten, sind wenig vielversprechend, wenn nach vielen Jahren zum ersten Mal die Trauer in voller Intensität durchbricht.
Pat.: (weint)
Th.: Jetzt ist der Schmerz ganz da.
Pat.: (weint)

Th.: Adil, es tut mir so furchtbar leid, dass Sie Ihren Sohn verloren haben.
Pat.: Er kommt nicht wieder.
Th.: Sehen Sie ihn gerade vor sich?
Pat.: Ich sehe ihn jetzt. Nicht auf dem Boot. Ich sehe, wie er lächelt. Und wie er weint. Und wie ihm das Essen nicht schmeckt.
Th.: Jetzt sehen Sie wieder die guten Erinnerungen an ihn.
Pat.: Er war so hübsch.
Th.: Sie haben mir von ihm erzählt. Er war Ihr ein und alles.
Pat.: Er ist nicht mehr da.
Th.: Das tut weh, dass er nur noch in der Erinnerung da ist.
Pat.: Ja.
Th.: Gibt es etwas, was Sie ihm noch sagen wollten?
Pat.: Dass ich ihn liebte, über alles.
Th.: Wusste er das?
Pat.: Ich denke, ja.
Th.: ...

Anders als Angst hat die Trauerreaktion nicht unbedingt einen Höhepunkt und ein Abebben am Ende der Sitzung. Das Gefühl des intensiven Schmerzes und des Verlustes dauert an. Am Ende der Sitzung ist Herr F. halbwegs gefasst, wenn auch weiterhin traurig. Der Therapeut betont, dass die Trauer kein Zeichen von Krankheit ist, sondern Teil der Aufgabe, mit dem Verlust des Sohnes fertig zu werden, und dass die Trauer ihn wohl noch lange begleiten wird. Im Anschluss an die Narrative Expositionstherapie hatte Herr F. das Bedürfnis, seinem Sohn einen Brief zu schreiben und ein Ritual nachzuholen, weil er ihn nicht beerdigen konnte.

4.1.4.8 Verschriftlichung der Narration

Aufschreiben der Narration

Zwischen den Sitzungen wird aus der Erinnerung an die Sitzung sowie den Aufzeichnungen, die während der Sitzung erfolgt sind, die Erzählung des Patienten vom Therapeuten schriftlich festgehalten. In vielen Einrichtungen wird diese Arbeit von Co-Therapeuten geleistet, die als Praktikanten an der Therapie teilnehmen. Dabei wird ein Dokument, das zum Abschluss der Therapie die gesamte Autobiografie enthalten soll, fortwährend nach den Sitzungen überarbeitet und weitergeschrieben. Die Narration bleibt so eng wie möglich an der Wortwahl des Patienten, Inkonsistenzen und Sprünge sollen in den letzten Versionen aber nicht mehr vorhanden sein. Die Zwischenversionen erhalten dabei auch Hinweise auf Unklarheiten, die in der nächsten Sitzung noch einmal angesprochen werden sollen, oder Anmerkungen zu beobachteten Gefühlen und Reaktionen, die während der Erzählung aufgetreten sind. In der letztgültigen Version werden aber alle Anmerkungen entfernt, die sich nicht unmittelbar auf das Erleben der Patientin während der Ereignisse selbst beziehen.

4.1.5 Abschlusssitzung

Abschlusssitzung

Die letzte NET-Sitzung beinhaltet den Abschluss der Narrativen Expositionstherapie. Diese Sitzung besteht aus einem Ritual, das einen emotionalen Abschluss des Lebensrückblicks erlauben soll. Zu diesem Zweck wird in der Abschlusssitzung die nun möglicherweise erheblich angepasste und veränderte Lebenslinie vom Patienten mithilfe der Therapeutin noch einmal gelegt. Der Patient wird dann dazu eingeladen, Hoffnungen und Ziele für die Zukunft zu formulieren, und diese als Blumen auf den Knäuel des Seiles zu legen, der die Zukunft repräsentiert. Gemeinsam reflektieren Patient und Therapeut über die übergreifenden Bedeutungen, die sich anhand der Lebenslinie und der Narration in der Therapie ergeben haben, sowie über den therapeutischen Prozess. Zum Abschluss werden zwei Exemplare der endgültigen Narration von allen Beteiligten – Therapeutin, Patientin und gegebenenfalls Co-Therapeutin und Dolmetscherin – unterschrieben. Die Patientin erhält eine Ausfertigung der Dokumentation, eine weitere verbleibt beim Therapeuten. Mit der Patientin wird besprochen, was sie mit ihrer Ausfertigung der Narration machen möchte. Manche Patientinnen kennen keinen sicheren Ort zu Hause, um die Narration aufzubewahren, und bevorzugen, die Narration beim Therapeuten zu hinterlegen, um sie bei Bedarf einsehen oder abholen zu können. Andere Patientinnen möchten die Narration nun mit Freunden, Familienmitgliedern oder Partnern teilen. Hier sollte betont werden, dass die Narration nicht mit einem Adressaten im Kopf formuliert wurde, sondern als ungeschönte Formulierung aller intimen Erlebnisse, die manchen Leser überfordern könnte. Bei Interesse können Therapeutin und Patientin eine gekürzte Version der Narration erstellen, die mit anderen geteilt werden kann.

Politisch verfolgte Patienten

Patienten, die politisch verfolgt wurden, sind im Abschluss der Therapie häufig motiviert, die Narration nun der Öffentlichkeit zugänglich zu machen, als ganz eigenen Beitrag zum Widerstand. Hier sollten Entscheidungen nicht vorschnell getroffen werden; es ist zu betonen, dass Narrationen nur mit viel Aufwand soweit anonymisierbar sind, dass die Person nicht mehr zu identifizieren ist. Betroffene sind sich im Affekt nach der Therapie auch nicht im Klaren darüber, dass eine öffentliche Exposition weitgreifende und langandauernde Konsequenzen für ihr Leben und das Leben ihrer Angehörigen haben kann. Dennoch liegt in der Möglichkeit, die Dokumentation der Lebensereignisse über die Therapie hinaus zu verwenden, ein großes Potenzial der Behandlung, das aber von Fall zu Fall unterschiedlich gehandhabt werden muss.

Zum Abschluss der Behandlung wird der erreichte Fortschritt eingeschätzt. Studien zeigen, dass in den Monaten, die auf den Abschluss der NET folgen, eine weitere Reduktion der Symptomatik zu erwarten ist. Eine Weiterführung der Therapie jenseits der NET ist grundsätzlich möglich, sollte sich in der

Regel dann gegenwartsorientierten Themen zuwenden. Es ist ratsam, in der ersten Sitzung nach der Bewältigung der Vergangenheit neue Therapieziele zu formulieren (etwa Reduktion der Depressivität durch Verhaltensaktivierung, Veränderung von Beziehungen zu Familienmitgliedern), um einen weiteren Therapieprozess neu aufzusetzen.

4.2 Varianten der Methode und Kombinationen

4.2.1 KIDNET: Narrative Expositionstherapie mit Kindern

KIDNET als Kinder-NET

Die KIDNET ist eine Anpassung der Narrativen Expositionstherapie für Kinder und Jugendliche, die das gleiche Therapierational und die gleichen Therapiebestandteile beinhaltet wie die ursprüngliche NET, allerdings mehr Gebrauch von unterstützenden kreativen und illustrativen Materialien macht, die das Verständnis auf Seiten des Kindes fördern (Schauer, Neuner & Elbert, 2017; Schauer, Ruf-Leuschner & Landolt, 2014).

Grundsätzlich ist zu bedenken, dass die NET ein sprachbasiertes Verfahren ist, welches bei der Patientin die Fähigkeit voraussetzt, eigene Erlebnisse mit Unterstützung des Therapeuten zu versprachlichen und dabei auch Worte für Gefühle, Gedanken oder Körperempfindungen zu finden. Da die Kontextualisierung emotionaler und schmerzvoller traumatischer Gedächtnisanteile auch bei Kindern den zentralen Wirkmechanismus der NET darstellt, wird zwingend die sprachliche Kompetenz vorausgesetzt, autobiografischen Kontext zu verbalisieren. Bei kleinen Kindern, die noch nicht das Schulalter erreicht haben, ist eine entsprechende Fähigkeit häufig noch nicht ausreichend entwickelt. Hinzu kommt, dass die traumatische Erfahrung bei einem sehr jungen Kind häufig in einem Lebensalter (z. B. mit zwei Jahren) passiert ist, in dem Erinnerungen noch gar nicht als explizite, d. h. später willentlich zugängliche, Gedächtnisbestandteile abgespeichert werden konnten. Die Fähigkeit, ein autobiografisches Gedächtnis zu formen, muss sich in den ersten Lebensjahren noch entwickeln.

Unsere praktischen Erfahrungen sowie die wissenschaftliche Evidenz zeigen, dass sich Kinder ab einem Alter von 7 oder 8 Jahren gut auf die KIDNET einlassen und davon profitieren können. Gleichzeitig bildet der narrative Ansatz in der Therapie eine besondere Herausforderung für Kinder, weil es ihnen häufig sehr schwerfällt, über das Erlebte zu sprechen. Zum einen kommt hier, wie bei Erwachsenen auch, die Vermeidung als klassisches Symptom der PTBS zum Tragen, zum anderen haben Kinder ihre Geschichte bzw. die traumatischen Ereignisse vor Therapiebeginn noch nie überhaupt angesprochen oder berichtet. Auch wenn Eltern häufig die wichtigsten Vertrauenspersonen darstellen, neigen Kinder dazu, gerade diese zu schützen und daher nicht mit den eigenen schlimmen Erfahrungen zu belasten und negative Gefühle wie Traurigkeit oder Wut hervorzurufen. Das trifft vor allem auf Kinder zu, die ähnliche traumatische Erfahrungen gemacht haben wie ihre Eltern oder ein Elternteil, beispielsweise in Familien, die den Krieg erlebt haben oder aber wenn sowohl das Kind als auch die Mutter Gewalt durch den Vater erfahren haben. In solchen Fällen halten sich Kinder gerne mit Berichten über das eigene Trauma sowie die eigenen psychischen Probleme zurück, um in der eigenen Wahrnehmung „nicht alles noch schlimmer zu machen". Aus diesem Grund gilt für die KIDNET die grundsätzliche Regel, dass Eltern während der Therapiesitzungen mit dem Kind nicht anwesend sein sollten. Ausnahmen bilden die Psychoedukation zu Beginn der Therapie, die gemeinsam mit Kind und Eltern/Elternteil durchgeführt wird sowie ggf. eine weitere gemeinsame Sitzung im Verlauf der Therapie, in der keine Traumabearbeitung stattfinden soll, sondern bspw. motivationale Aspekte und mögliche Unterstützung im Alltag des Kindes besprochen werden, um einen möglich optimalen Fortgang der KIDNET zu fördern (vgl. Tabelle 5).

Tabelle 5: Besonderheiten bei der Anpassung der NET auf Kinder (KIDNET)

Psychoedukation gemeinsam mit der primären Bezugsperson	Sowohl auf Seiten des Kindes als auch der Eltern (oder einer anderen primären Bezugsperson) sollte Vertrauen in die Therapie und in die Therapeutin vorhanden sein. Daher ist es wichtig, dass beide zu Beginn der Therapie an einer ausführlichen Psychoedukation teilnehmen und über die PTBS-Symptomatik, deren Implikationen für die Behandlung sowie das Vorgehen in der KIDNET aufgeklärt werden (vgl. hierzu auch Kapitel 4.1.1), um dann auch ihr Einverständnis äußern zu können. Wichtig ist, dass Eltern auf eine mögliche Symptomintensivierung in der ersten Phase der Therapie vorbereitet sind, um intensive körperliche und emotionale Reaktionen beim Kind zu Hause besser einordnen zu können. Andernfalls kann es schnell passieren, dass Eltern aus dem Bedürfnis, ihr Kind zu schützen, die Therapie infrage stellen (z. B. „Wenn das so schlimm für dich ist, dann geh lieber nicht dahin."). Bereits eine Äußerung wie „Ob das wirklich das Richtige für dich ist?" kann für Kinder äußerst demotivierend und verunsichernd wirken. Ideal ist, wenn das Kind durch den Therapeuten und die Eltern ganz ähnliche Signale erhält, die zur weiteren therapeutischen Arbeit motivieren.
Gebrauch von Metaphern in der Psychoedukation	Zur Erklärung der Gedächtnistheorie und dem Vorgehen in einer Traumkonfrontation sollte bei jungen Kindern grundsätzlich auf Metaphern zurückgegriffen werden. Hier eignen sich beispielsweise die bereits in Kapitel 4.1.1 erwähnte Schrankmetapher oder auch das Bild einer verschmutzten Wunde, die zunächst gesäubert werden muss, um heilen zu können. In der Literatur finden sich genügend Beispiele und Vorschläge zur Nutzung von Metaphern und Symbolen in der Traumatherapie (Priebe & Dyer, 2014).

Tabelle 5: Fortsetzung

Die Lebenslinie und Anfertigen einer Zeichnung	Während bei erwachsenen Patienten am Ende der Sitzung ein Foto der gelegten Lebenslinie angefertigt wird, hat es sich bei Kindern bewährt, die Lebenslinie mit ihren Symbolen abmalen zu lassen. Ältere Kinder werden auch dazu eingeladen, neben das entsprechende Symbol eine kurze Erklärung bzw. einen „Titel" sowie ihr Alter zu der Zeit zu schreiben (z.B. Stein: „8 Jahre, Autounfall" oder Blume: „10 Jahre, Kindergeburtstag auf dem Ponyhof"). Durch dieses Vorgehen kann das Kind bereits in der Anfangsphase der Therapie ein Erfolgserlebnis verzeichnen, indem es ihm gelingt, unterstützt durch die Therapeutin, einen Namen oder einen Begriff für das erlebte (und oft unaussprechliche) Grauen zu finden. Es spricht auch grundsätzlich nichts dagegen, erwachsene Patienten dazu einzuladen, ihre Lebenslinie am Ende abzuzeichnen, allerdings scheitert das häufig an der verfügbaren Zeit. Aufgrund des höheren Alters sind die Lebenslinien erwachsener Patientinnen länger und enthalten mehr Symbole/Ereignisse, die angesprochen werden müssen. Da die Lebenslinie in jedem Fall (bei Kindern und auch bei Erwachsenen) in einer Sitzung abgeschlossen werden muss, reicht bei sehr ereignisreichen Lebensläufen die Zeit nur für ein abschließendes Foto.
Sitzungen kürzer halten	Eine Sitzungslänge von 90 bis 120 Minuten stellt für Kinder häufig eine Überforderung dar, sowohl in Bezug auf das Konzentrationsvermögen als auch auf die Fähigkeit und Bereitschaft, sich über eine so lange Zeit emotional auf die therapeutische Arbeit einzulassen. Um zu großer Erschöpfung oder Reaktanz vorzubeugen, sollten die Sitzungen gerade bei jüngeren Kindern kürzer gehalten werden, selbst wenn dadurch zunächst weniger Details des traumatischen Ereignisses erarbeitet werden konnten. Es besteht immer die Möglichkeit, bei der Wiederholung des Erlebten in der nächsten Sitzung weitere Details zu erfragen und in die Narration mit aufzunehmen.
Versprachlichung von Emotionen und Körperempfindungen kann geübt werden	Vielen Kindern fällt es schwer, die richtigen Worte für ihre Emotionen oder auch für Körperempfindungen wie Herzklopfen oder Taubheitsgefühle zu finden, weil sie sich bisher noch nie so intensiv mit dem eigenen Erleben befasst haben. In solchen Fällen bietet es sich an, zu Beginn der KIDNET bestimmte Begrifflichkeiten einzuüben und Gefühle wie Freude, Angst, Wut oder Traurigkeit mit Worten zu benennen. Hier können unterstützende Materialien zur Hilfe genommen werden, bspw. Zeichnungen von Gesichtern mit unterschiedlichen Gesichtsausdrücken, die bestimmte Gefühle verdeutlichen sollen. Idealerweise kann eine solche Differenzierung im Rahmen der Bearbeitung eines eigenen Ereignisses erfolgen, dazu bieten sich schöne Erlebnisse oder kleinere „Steine", d.h. moderate belastende Erfahrungen an.
Einsatz kreativer Materialien (Zeichnungen, Spielfiguren etc.)	Grundsätzlich bietet sich in der KIDNET die Zuhilfenahme von kreativen, kindgerechten Materialien bei der Bearbeitung der eigenen traumatischen Erfahrungen an. Solche Hilfsmittel sind immer dann eine sinnvolle Ergänzung, wenn Sprache allein für ein Kind nicht ausreicht, um eine bestimmte Erinnerung angemessen darzustel-

Tabelle 5: Fortsetzung

	len und in der Narration zu kontextualisieren. Beispielsweise könnte es für ein Kind hilfreich sein, eine sehr unübersichtliche Szene eines Attentats auf einem belebten Marktplatz anhand einer selbst angefertigten Zeichnung zu erklären und Beteiligte bzw. Abläufe besser zu beschreiben. Auch andere Materialien, wie z. B. Playmobil- oder andere Spielfiguren, sind in solchen Fällen geeignet, weil sie für jüngere Kinder als Ausdrucksmittel oft einfacher zu bedienen sind als die Sprache. Der Einsatz solcher Hilfsmittel dient dem übergeordneten Ziel, die Kontextualisierung der emotionalen und belastenden Erinnerung im deklarativen, autobiografischen Gedächtnis des Kindes zu optimieren, bspw. indem man Abläufe während des Traumas anhand eben der Zeichnung oder der Szene mit Spielfiguren erfragen kann (z. B. „Also hier unter die Bank hast du dich hingekauert, als die Bombe eingeschlagen ist? Wo im Raum war denn deine Schwester, konntest du sie sehen?").

Grundsätzlich ist anzumerken, dass in der Anpassung der NET auf die therapeutische Arbeit mit Kindern Techniken und Strategien zur Anwendung kommen können, die sich generell in der Psychotherapie von Kindern bewährt haben oder auch dem Erfahrungsschatz des jeweiligen Therapeuten geschuldet sind.

4.2.2 NET für traumatisierte Gewalttäter (FORNET)

Eine spezifische Weiterentwicklung der NET stellt die Behandlung von Menschen dar, die selbst Opfer traumatischer Lebensereignisse waren und später zu Tätern wurden (Elbert, Hermenau, Hecker, Weierstall & Schauer, 2012). Inzwischen liegen erste kontrollierte Studien zur FORNET (Forensic Offender Rehabilitation NET) vor, die zeigen, dass dieser Ansatz neben den PTBS-Symptomen auch aggressive Verhaltensweisen reduzieren kann (Hinsberger et al., 2019; Robjant, Koebach, Schmitt, Chibashimba, Carleial & Elbert, 2019; Koebach, Carleial, Elbert, Schmitt & Robjant, 2021). Die FORNET unterscheidet sich vor allem in der Herausforderung der Narration der Gewalttaten der Patienten von der NET, deshalb wird hier auf weiterführende Literatur verwiesen (Elbert & Schauer, 2021).

FORNET als Täter-NET

4.2.3 Dolmetscher in der NET

Dolmetscher in der Therapie

Wie bereits in Kapitel 3.3 beschrieben, ist in der NET nicht selten der Einsatz einer Dolmetscherin nötig, insbesondere bei der Behandlung traumatisierter Überlebender von Krieg und/oder Verfolgung aus anderen Ländern und Kulturen. Solange die Dolmetscherin gut vorbereitet ist und die bereits erwähnten Hinweise in der gemeinsamen therapeutischen Arbeit (vgl. Kasten „Hinweise zum Einsatz einer Dolmetscherin in der Diagnostik (vor einer NET)" in Kapitel 3.3) berücksichtigt werden, ist eine NET in einer solchen Konstellation meist problemlos möglich. Wesentlich ist allerdings, dass der Dolmetscher die therapeutische Grundhaltung – empathisch, offen, wertfrei – mitträgt und dem Patienten so das Gefühl vermittelt, in der Therapie alles aussprechen und erzählen zu können. Zudem muss der Therapeut bei der Sitzungsplanung im Blick behalten, dass der Einsatz eines Dolmetschers den Narrationsprozess ganz wesentlich verlangsamt. So kann die Erzählung eines traumatischen Ereignisses mit einem Dolmetscher bis zu doppelt so viel Zeit beanspruchen wie üblich, da die Inhalte von Patient und Therapeutin konsekutiv und möglichst wortwörtlich übersetzt werden.

In der Zusammenarbeit mit einem Dolmetscher sollte der Therapeut regelmäßig Zeit für eine gemeinsame Nachbesprechung einplanen. Dem Dolmetscher muss die Möglichkeit gegeben werden, eine potenzielle eigene Belastung, die im Rahmen der NET-Sitzung aufgetreten ist, anzusprechen. Oft teilen die Dolmetscherin und Patientin einen ähnlichen biografischen Hintergrund, kommen möglicherweise aus demselben Land oder haben sogar denselben Krieg erlebt. In solchen Fällen besteht immer das Risiko, dass die Dolmetscherin durch die Therapie an eigene belastende Erfahrungen erinnert wird und möglicherweise Angst, Wut oder Trauer empfindet. Während klar sein muss, dass diese eigenen Empfindungen während der NET-Sitzung keinen Platz haben, weil sich der Therapeut ausschließlich auf den Patienten konzentriert, muss sichergestellt sein, dass die Dolmetscherin in der Nachbesprechung Raum bekommt, sich mit ihren ganz individuellen Gefühlen und Gedanken mitzuteilen.

4.2.4 Kombination mit anderen Methoden

Es ist durchaus möglich – und bei komplexen Präsentationen der PTBS in einem westlichen Gesundheitssystem auch Standard –, die NET als ein Modul einer umfassenderen Psychotherapie durchzuführen, vor allem dann, wenn neben der PTBS noch andere, komorbide Symptome oder Störungen behandelt werden müssen. Bewährt hat sich in unserer Erfahrung allerdings, die NET als ersten Therapiebaustein einzusetzen, weil die Aufarbeitung und Kontextualisierung der traumatischen Lebensereignisse bei einigen Patienten zu einer Besserung möglicher depressiver Symptome, suizidalem Gedankengut oder auch anderen, nicht traumabezogenen Ängsten führt. Zudem bietet die verschriftliche Narration, die nach Abschluss der NET vorliegt, eine sehr gute Grundlage, um beispielsweise im Rahmen einer anschließenden kognitiven therapeutischen Arbeit dysfunktionale Grundannahmen oder Schemata zu

NET als Therapiebaustein

identifizieren und zu bearbeiten. Im Verlauf der NET wurde detailliert erarbeitet, im Rahmen welcher traumatischen Erlebnisse die Grundüberzeugungen der Patientin entstanden sind. Dieser Zusammenhang zwischen dem Bedeutungssystem und den Erlebnissen erleichtert die Hinterfragung der Grundüberzeugungen in der Gegenwart und damit auch kognitive Therapieansätze im Anschluss an die NET.

Bei Patienten, die auf einzelne traumabezogene Reize weiterhin phobisch reagieren und auch nach der NET diesbezüglich noch starkes Vermeidungsverhalten zeigen, bietet sich eine Kombination der NET mit einer In-vivo-Exposition an. Ebenso hilfreich kann hier ein Diskriminationstraining sein, bei dem der Patient gezielt lernt, den gefürchteten Reiz in seinem aktuellen, sicheren Kontext zu begreifen und von der bedrohlichen und traumatischen Situation in der Vergangenheit zu unterscheiden.

Patientinnen, bei denen traumatische Verlusterfahrungen (bspw. das Mitansehen, wie ein Familienmitglied ermordet wurde) vorliegen, leiden möglicherweise nach Abschluss der NET noch unter einem überwältigenden Gefühl von Trauer. In manchen Fällen wird die Trauer sogar erst dadurch spürbar, dass die Bearbeitung der traumatischen Erfahrungen der Vergangenheit abgeschlossen wurde und Gefühle wie Angst und Entsetzen, die zu Beginn der Therapie dominiert haben, kontextualisiert wurden und somit in den Hintergrund getreten sind. Falls sich abzeichnet, dass der Trauerprozess weitere gezielte therapeutische Begleitung erfordert, bieten sich Techniken evidenzbasierter Verfahren zu Behandlung der anhaltenden Trauerstörung an (Rosner et al., 2015).

4.3 Probleme bei der Durchführung

Die meisten Patientinnen beschäftigen sich im Laufe der Behandlung auch außerhalb der Therapiesitzungen deutlich mehr mit ihrer Biografie. Der Umgang mit Gedanken und Erinnerungen an die Erlebnisse kann für Patienten durchaus herausfordernd sein. Einige Patientinnen denken dabei in Vorbereitung auf die nächste Sitzung vermehrt über diejenigen Ereignisse nach, die im Rahmen der Narration als nächstes anstehen, und es kann sich Erwartungsangst und Vermeidungsverhalten bezüglich der nächsten Sitzung aufbauen. In diesen Phasen ist es ratsam, den Abstand zwischen den Sitzungen eher kurz zu halten, um die Zeitdauer der Bearbeitung der schlimmsten Ereignisse nicht zu lang werden zu lassen.

Verschlechterung in der Therapie

Andere Patientinnen beschäftigen sich im Laufe der Therapie vermehrt mit der Bedeutung der Ereignisse, beispielsweise mit der Erkenntnis, einen Missbrauch erlebt zu haben, die sich nun angesichts der Beschäftigung mit der Biografie nicht mehr verleugnen lässt. Oder es treten vermehrt intrusive Bilder von Ereignissen auf, die bereits besprochen wurden. Diese vermehrte Beschäftigung mit Erinnerungen im Laufe der Behandlung ist als normale Wirkung des Verarbeitungsprozesses zu sehen. Wenn Inhalte aus vergangenen Sitzungen wieder auftreten, so kann dies als Hinweis dienen, dass einzelne bedeutsame Komponenten der traumatischen Erinnerung noch nicht ausreichend kontextualisiert wurden, und diese Bestandteile können in der folgenden Sitzung unter Rückgriff auf die bestehende Narration nachgeholt werden. Dies gilt auch für anhaltende übergeordnete Bedeutungen, die die Patientin nun vermehrt beschäftigen, auch hierfür sollte in einer folgenden Sitzung entsprechend Zeit gewidmet werden.

Suizidgefahr

Eine der wesentlichen Schwierigkeiten bei der Behandlung komplex traumatisierter Patientinnen ist der Umgang mit Selbst- und Fremdgefährdung. Die Mehrzahl von Patientinnen mit posttraumatischen Belastungsstörungen zeigen in irgendeiner Art suizidales Verhalten, wie wiederholte Gedanken an Tod und Sterben, Todeswunsch oder bereits bestehende Pläne des Suizids. Häufig liegen auch Suizidversuche in der Vorgeschichte vor. Gerade Patientinnen und Patienten mit dissoziativen Symptomen und Merkmalen der Borderline-Persönlichkeitsstörung präsentieren sich häufig mit Selbstverletzungen, wie Schneiden oder das Schlagen gegen Wände. Suizidales Verhalten und Selbstschädigungen sind keine Kontraindikation für eine NET, erfordern aber eine besondere Berücksichtigung des Therapeuten im Kontext des Behandlungssettings. Bei jeder Behandlung von Patientinnen, die zu Krisen neigen, ist es erforderlich, Maßnahmen und Pläne zur Sicherung der Patientin vorzunehmen:

1. Erfragung der Veränderung der Suizidalität, Selbstgefährdung oder emotionaler Eskalationen zwischen den Sitzungen zur Abklärung der Sicherheit der Patientin, einschließlich Einschätzung der Bündnisfähigkeit und Absprachefähigkeit der Patientin.
2. Erstellung eines Notfallplans bei emotionalen Krisen, ggf. mit lokal verfügbaren Kontaktmöglichkeiten bei Krisen (Krisendienst, sozialpsychiatrischer Dienst, psychiatrische Klinik, Notarzt), die rund um die Uhr verfügbar sind.
3. Ermöglichung der Kontaktaufnahme zur Therapeutin zwischen den Sitzungen, je nach Möglichkeit beispielsweise über E-Mail oder Mobiltelefon.

Bei krisenhaften Zuspitzungen sind kurze Aufnahmen in die Akutstation von psychiatrischen Kliniken zur Verhinderung eines Suizidversuchs in der Regel möglich, ohne dass die Behandlung selbst abgebrochen werden muss. In diesen Fällen sollte über die stationäre Einweisung hinaus ein Kontakt zur Klinik und der Patientin gehalten werden, um eine Fortsetzung der Therapie nach der Rückkehr zu ermöglichen.

5 Effektivität

NET für Opfer von Kriegen und Missbrauch

NET wurde entwickelt, um die Auswirkungen multipler und komplexer traumatischer Stresserfahrungen, die über den gesamten Lebenszyklus aufgetreten sind, zu behandeln. Die Ergebnisse von mehr als einem Dutzend randomisierter kontrollierter Behandlungsstudien an Erwachsenen und Kindern haben gezeigt, dass NET wirksam ist, um die Symptome von PTBS innerhalb vergleichsweise kurzer Zeit zu reduzieren. NET bietet insbesondere für Überlebende von Folter, Verfolgung und Bürgerkrieg, einschließlich solchen mit Fluchthintergrund, eine vielversprechende Behandlungsoption (Hensel-Dittmann et al., 2011; Neuner et al., 2010). NET wurde effektiv in Situationen eingesetzt, die unsicher sind, z. B. bei Flüchtlingen, die in der Nähe von Kriegsgebieten leben und weiterhin Bedrohungen erleben. Eine Reihe von unabhängigen Überblicksartikeln fasst die gegenwärtige Evidenz zusammen und belegt die Effektivität von NET als evidenzbasierte Behandlung, insbesondere für Überlebende von Gewalt (Crumlish & O'Rourke, 2010; McPherson, 2011; Robjant & Fazel, 2010; ter Heide et al., 2016; Thompson, Vidgen & Roberts, 2018; Lely, Smid, Jongedijk, Knipscheer & Kleber, 2019; Siehl, Robjant & Crombach, 2020). Mehrere Effektivitätsstudien wurden unabhängig von den Entwicklern von NET in unterschiedlichen Ländern durchgeführt (z. B. Hijazi, 2012; Hijazi et al., 2014; Zang, Hunt & Cox, 2013), weitere große Evaluationsstudien laufen derzeit in Deutschland und Australien. Etablierte Zentren für Menschen mit Kriegs-, Folter- oder Fluchterfahrungen, darunter das Centrum 45 in den Niederlanden und das Center for Victims of Torture (CVT) in Minnesota, USA, nutzen NET regelmäßig in ihrer klinischen Praxis in ihren Ambulanzen und in Auslandsprojekten.

NET in den Leitlinien

In den aktuellen internationalen Leitlinien (American Psychological Association, 2017; Forbes et al., 2007) sowie in der neuen deutschen Leitlinie (Schäfer et al., 2019) wird NET allgemein den traumafokussierten Methoden zugeordnet und (neben anderen Methoden wie Cognitive Processing Therapy, Cognitive Therapy und Prolonged Exposure) aufgrund der vorliegenden Evidenz empfohlen. Das ausführliche Manual (Schauer, Neuner & Elbert, 2011) ist in den Sprachen Niederländisch, Englisch, Französisch, Italienisch, Slowakisch, Koreanisch, Portugiesisch, Farsi und Japanisch erschienen; Spanische und Arabische Übersetzungen sind in Arbeit. Eine neue englische Auflage ist derzeit in Arbeit.

Der Nachweis für die Wirkung von NET beinhaltet Veränderungen biologischer Marker wie die mit der Magnetenzephalografie (MEG) gemessene oszillatorische neuronale Aktivität (Schauer et al., 2006). Darüber hinaus beobachteten Adenauer et al. (2011), dass NET eine Zunahme der Aktivität im Zusammenhang mit der kortikalen Top-Down-Regulierung der Aufmerksamkeit auf aversive Bilder verursacht. Morath et al. (2014b) zeigten, dass sich die durch NET verursachten Symptomverbesserungen in einer Erhöhung des ursprünglich reduzierten Anteils regulatorischer T-Zellen in der NET-Gruppe bei einem einjährigen Follow-up widerspiegeln. NET war in der Lage, das erhöhte Niveau der geschädigten DNA bei traumatisierten Überlebenden wieder auf ein normales Niveau zurückzuführen (Morath et al., 2014a). Diese biologischen Ergebnisse stimmen mit der Beobachtung überein, dass NET die Häufigkeit von selbstberichteten körperlichen Symptomen wie Husten, Durchfall und Fieber bei Patienten in einem afrikanischen Flüchtlingslager reduziert (Neuner et al., 2008).

Niedrige Abbrecherquote

Zu den entscheidenden Stärken von NET gehören die vergleichsweise geringe Abbrecherquote und das hohe Potenzial zur Dissemination, einschließlich der Bereitstellung durch Laientherapeuten in einkommensschwachen Ländern sowie in Kriegs- und Krisenregionen (Catani et al., 2009; Ertl, Pfeiffer, Schauer, Elbert & Neuner, 2011; Jacob, Neuner, Maedl, Schaal & Elbert, 2014). Zu den Laientherapeuten gehörten in unterschiedlichen Studien Bachelor-Psychologen, Schullehrerinnen sowie Flüchtlinge ohne psychosozialen Hintergrund. Hervorzuheben ist jedoch, dass diese Art des sogenannten Task-Shifting erfordert, dass die Interventionen eng mit einer professionellen Supervisions-, Aufsichts- und Überweisungsstruktur verbunden sind (Neuner, Schauer & Elbert, 2014). In einem solchen Kontext kann NET ein wichtiges Element in einer umfassenderen Versorgung der psychischen Gesundheit oder einer psychosozialen Hilfsstruktur sein (Elbert et al., 2017). Neuere randomisierte Studien in Ruanda und der DR Kongo haben sogar gezeigt, dass lokale NET-Therapeuten die nächste Generation von Therapeuten im Rahmen eines Train-the-Trainer-Modells erfolgreich ausgebildet haben (Jacob et al., 2014), was ein weiterer Schritt ist, um ausländische Therapeuten bei der Traumabehandlung in Ländern mit niedrigem Einkommen entbehrlich zu machen.

NET durch Laien

Die Studienlage zur NET lässt aber bisher noch einige Fragen unbeantwortet. Bisher gibt es einen Mangel an Erkenntnissen über langfristige Wirkungen der Therapie. Studien, die die Studienteilnehmerinnen später als nach einem Jahr nachuntersuchen, sind in Flüchtlingspopulationen aufgrund der Mobilität eine große Herausforderung. Weiterhin gibt es bisher wenig Wissen darüber, mit welchen Techniken und Methoden sich die NET im Rahmen eines Gesamtbehandlungsplanes nützlich verbinden lässt, und ob sich damit die Effektivität der Therapie erhöht. Insgesamt hat aber eine Reihe von randomisierten Studien die Machbarkeit und Wirksamkeit von NET in verschiedenen globalen Kontexten getestet. NET kann sowohl von Laientherapeuten unter Supervision als auch von lizenzierten Psychotherapeuten durchgeführt werden und hat seinen Platz in unterversorgten psychischen Gesundheitsstrukturen in Ländern mit niedrigem und mittlerem Einkommen genauso wie in gut entwickelten psychischen Gesundheitssystemen in Ländern mit hohem Einkommen. Mit einem klaren Menschenrechtsfokus kann der Ansatz nicht nur im Kampf gegen die Symptome, sondern auch für die Ursachen von Traumata im Zusammenhang mit Missbrauch, Verfolgung und Gräueltaten eine wichtige Rolle spielen.

6 Weiterführende Literatur

Neuner, F., Elbert, T. & Schauer, M. (2020). Narrative exposure therapy for PTSD. In L.F. Bufka, C.V. Wright & R. Halfond (Eds.), *Casebook to the APA Clinical Practice Guideline for the Treatment of PTSD* (pp. 187–205). Washington, DC: American Psychological Association.

Schauer, M., Elbert, T. & Neuner, F. (2017). Narrative Expositionstherapie (NET) für Menschen nach Gewalt und Flucht: ein Einblick in das Verfahren. *Psychotherapeut, 62,* 306–313. https://doi.org/10.1007/s00278-017-0212-x

Schauer, M., Elbert, T. & Neuner, F. (2018). Narrative Expositionstherapie nach Gewalt und Flucht. In W. Machleidt & A. Heinz (Hrsg.), *Praxis der interkulturellen Psychiatrie und Psychotherapie. Migration und psychische Gesundheit* (S. 261–271). München: Elsevier.

Schauer, M., Neuner, F. & Elbert, T. (2011). Narrative Exposure Therapy (2nd ed.). Göttingen: Hogrefe.

7 Literatur

Adenauer, H., Catani, C., Gola, H., Keil, J., Ruf, M., Schauer, M. & Neuner, F. (2011). Narrative Exposure Therapy for PTSD increases top-down processing of aversive stimuli – evidence from a randomized controlled treatment trial. *BMC Neuroscience, 12*(1), 127. https://doi.org/10.1186/1471-2202-12-127

American Psychological Association. (2017). *Clinical Practice Guideline for the Treatment of PTSD in Adults*. Washington, DC: American Psychological Association. https://doi.org/10.1056/NEJMsr077003

Baird, A. A., Veague, H. B. & Rabbitt, C. E. (2005). Developmental precipitants of borderline personality disorder. *Development and Psychopathology, 17*(4), 1031–1049. https://doi.org/10.1017/S0954579405050480

Bowlby, J. (1982). *Attachment* (Vol. 2). New York, NY: Basic Books.

Bracha, H.S. (2004). Freeze, flight, fight, fright, faint: adaptationist perspectives on the acute stress response spectrum. *CNS Spectrums, 9*(9), 679–685. https://doi.org/10.1017/S1092852900001954

Brewin, C.R. (2013). Episodic Memory, Perceptual Memory, and Their Interaction: Foundations for a Theory of Posttraumatic Stress Disorder. *Psychological Bulletin Journal, 140*(1), 69–97. https://doi.org/10.1037/a0033722

Brewin, C.R., Dalgleish, T. & Joseph, S. (1996). A dual representation theory of posttraumatic stress disorder. *Psychological Review, 103*(4), 670–686. https://doi.org/10.1037/0033-295X.103.4.670

Cannon, W.B. (1915). *Bodily changes in pain, hunger, fear, and rage; an account of recent researches into the function of emotional excitement.* New York, NY: D. Appleton and Company. https://doi.org/10.1037/10013-000

Catani, C. (2018). Mental health of children living in war zones: a risk and protection perspective. *World Psychiatry, 17*(1), 104–105. https://doi.org/10.1002/wps.20496

Catani, C., Kohiladevy, M., Ruf, M., Schauer, E., Elbert, T. & Neuner, F. (2009). Treating children traumatized by war and Tsunami: a comparison between exposure therapy and meditation-relaxation in North-East Sri Lanka. *BMC Psychiatry, 9,* 22. https://doi.org/10.1186/1471-244X-9-22

Cicchetti, D. & Tucker, D. (1994). Development and self-regulatory structures of the mind. *Development and Psychopathology, 6*(4), 533–549. https://doi.org/10.1017/S0954579400004673

Cohen, H., Liberzon, I. & Richter-Levin, G. (2009). Exposure to extreme stress impairs contextual odour discrimination in an animal model of PTSD. *International Journal of Neuropsychopharmacology, 12*(3), 291–303. https://doi.org/10.1017/S146114570800919X

Conway, M.A. (2001). Sensory-perceptual episodic memory and its context: autobiographical memory. *Philosophical Transactions of the Royal Society: Biological Sciences, 356*(1413), 1375–1384. https://doi.org/10.1098/rstb.2001.0940

Conway, M.A. & Pleydell-Pearce, C.W. (2000). The construction of autobiographical memories in the self-memory system. *Psychological Review, 107*(2), 261–288. https://doi.org/10.1037/0033-295X.107.2.261

Cooper, D.K., Wieling, E. & Pfeiffer, A. (2019). Bioecological Implications of Narrative Exposure Therapy in Low-Resource Settings: Individual, Family, Community, and Socio-Political Contexts. *Australian and New Zealand Journal of Family Therapy, 40*(4), 353–367. https://doi.org/10.1002/anzf.1392

Craske, M.G., Kircanski, K., Zelikowsky, M., Mystkowski, J., Chowdhury, N. & Baker, A. (2008). Optimizing inhibitory learning during exposure therapy. *Behaviour Research and Therapy, 46*(1), 5–27. https://doi.org/10.1016/j.brat.2007.10.003

Craske, M.G., Treanor, M., Conway, C.C., Zbozinek, T. & Vervliet, B. (2014). Maximizing exposure therapy: an inhibitory learning approach. *Behaviour Research and Therapy, 58,* 10–23. https://doi.org/10.1016/j.brat.2014.04.006

Crowell, S. E., Beauchaine, T. P. & Linehan, M. M. (2009). A biosocial developmental model of borderline personality: Elaborating and extending Linehan's theory. *Psychological Bulletin, 135*(3), 495–510. https://doi.org/10.1037/a0015616

Crumlish, N. & O'Rourke, K. (2010). A systematic review of treatments for post-traumatic stress disorder among refugees and asylum-seekers. *Journal of Nervous and Mental Disease, 198*(4), 237–251. https://doi.org/10.1097/NMD.0b013e3181d61258

Cwik, J.C. & Woud, M.L. (2015). *German version of the Clinician Administered PTSD Scale for DSM-5.* Verfügbar unter: http://www.kli.psy.ruhr-uni-bochum.de

Derogatis, L.R., Lipman, R.S., Rickels, K., Uhlenhuth, E.H. & Covi, L. (1974). The Hopkins Symptom Checklist (HSCL): a self-report symptom inventory. *Behavioral Science, 19*(1), 1–15. https://doi.org/10.1002/bs.3830190102

Eberle-Sejari, R., Nocon, A. & Rosner, R. (2015). Zur Wirksamkeit von psychotherapeutischen Interventionen bei jungen Flüchtlingen und Binnenvertriebenen mit posttraumatischen Symptomen. *Kindheit und Entwicklung, 24*(3), 156–169. https://doi.org/10.1026/0942-5403/a000171

Ehlers, A. & Clark, D.M. (2000). A cognitive model of posttraumatic stress disorder. *Behavioral Research and Therapy, 38*(4), 319–345. https://doi.org/10.1016/S0005-7967(99)00123-0

Elbert, T., Hermenau, K., Hecker, T., Weierstall, R. & Schauer, M. (2012). FORNET: Behandlung von traumatisierten und nicht-traumatisierten Gewalttätern mittels Narrativer Expositionstherapie. In J. Endrass, F. Rossegger, B. Urbaniok & B. Borchard (Hrsg.), *Interventionen bei Gewalt- und Sexualstraftätern: Risk-Management, Methoden und Konzepte der forensischen Therapie* (S. 255–276). Berlin: Medizinisch Wissenschaftliche Verlagsgesellschaft.

Elbert, T. & Schauer, M. (2021). Menschliche Aggressions- und Tötungsbereitschaft. *Psychotherapie Aktuell, 13*(2), 43–49.

Elbert, T., Schauer, M. & Moran, J. (2018). Two pedals drive the bi-cycle of violence: reactive and appetitive aggression. *Current opinion in psychology, 19,* 135–138. https://doi.org/10.1016/j.copsyc.2017.03.016

Elbert, T., Schauer, M. & Neuner, F. (2015). Narrative Exposure Therapy (NET) – reorganizing memories of traumatic stress, fear and violence. In U. Schnyder & M. Cloitre (Eds.), *Evidence Based Treatments for Trauma-Related Psychological Disorders: A Practical Guide for Clinicians* (pp. 229–253). Berlin: Springer. https://doi.org/10.1007/978-3-319-07109-1_12

Elbert, T., Wilker, S., Schauer, M. & Neuner, F. (2017). Dissemination of psychotherapy modules for traumatized refugees: Experience gained from trauma work in crisis and conflict regions. *Nervenarzt, 88*(1), 26–33. https://doi.org/10.1007/s00115-016-0245-3

Ertl, V., Pfeiffer, A., Schauer, E., Elbert, T. & Neuner, F. (2011). Community-implemented trauma therapy for former child soldiers in Northern Uganda: a randomized controlled trial. *JAMA, 306*(5), 503–512. https://doi.org/10.1001/jama.2011.1060

Foa, E.B. & Kozak, M.J. (1986). Emotional processing of fear: exposure to corrective information. *Psychological Bulletin, 99*(1), 20. https://doi.org/10.1037/0033-2909.99.1.20

Forbes, D., Creamer, M., Phelps, A., Bryant, R., McFarlane, A., Devilly, G.J. et al. (2007). Australian guidelines for the treatment of adults with acute stress disorder and posttraumatic stress disorder. *Australasian Psychiatry, 41*(8), 637–648.

Halvorsen, J. Ø., Stenmark, H., Neuner, F. & Nordahl, H.M. (2014). Does dissociation moderate treatment outcomes of narrative exposure therapy for PTSD? A secondary analysis from a randomized controlled clinical trial. *Behavioral Research and Therapy, 57C,* 21–28. https://doi.org/10.1016/j.brat.2014.03.010

Heide, F.J.J. ter, Mooren, T.M. & Kleber, R.J. (2016). Complex PTSD and phased treatment in refugees: A debate piece. *European Journal of Psychotraumatology, 7.* https://doi.org/10.3402/ejpt.v7.28687

Heinrichs, M., Stächele, T. & Domes, G. (2015). *Stress und Stressbewältigung.* Göttingen: Hogrefe.

Hensel-Dittmann, D., Schauer, M., Ruf, M., Catani, C., Odenwald, M., Elbert, T. & Neuner, F. (2011). Treatment of traumatized victims of war and torture: a randomized controlled comparison of narrative exposure therapy and stress inoculation training. *Psychotherapy and Psychosomatics, 80*(6), 345–352. https://doi.org/10.1159/000327253

Hijazi, A.M. (2012). *Narrative exposure therapy to treat traumatic stress in middle eastern refugees: a clinical trial.* Wayne State University Dissertations. Paper 543.

Hijazi, A.M., Lumley, M.A., Ziadni, M.S., Haddad, L., Rapport, L.J. & Arnetz, B.B. (2014). Brief Narrative Exposure Therapy for Posttraumatic Stress in Iraqi Refugees: A Preliminary Randomized Clinical Trial. *Journal of Traumatic Stress, 27*(3), 314–322. https://doi.org/10.1002/jts.21922

Hinsberger, M., Holtzhausen, L., Sommer, J., Kaminer, D., Elbert, T., Seedat, S. et al. (2019). Long-term effects of psychotherapy in a context of continuous community and gang violence: changes in aggressive attitude in high-risk South African adolescents. *Behavioural and Cognitive Psychotherapy, 48*(1), 1–13. https://doi.org/10.1017/S1352465819000365

Ibrahim, H., Catani, C. & Neuner, F. (2021). *The Posttraumatic Stress Interview for Children (KID-PIN): Development and validation of a semi-structured interview of PTSD symptoms among displaced children in the Middle East.* Manuscript submitted for publication.

Ibrahim, H., Ertl, V., Catani, C., Ismail, A. A. & Neuner, F. (2018a). The validity of Posttraumatic Stress Disorder Checklist for DSM-5 (PCL-5) as screening instrument with Kurdish and Arab displaced populations living in the Kurdistan region of Iraq. *BMC Psychiatry, 18*(1), 507. https://doi.org/10.1186/s12888-018-1839-z

Ibrahim, H., Ertl, V., Catani, C., Ismail, A. A. & Neuner, F. (2018b). Trauma and perceived social rejection among Yazidi women and girls who survived enslavement and genocide. *BMC Medicine, 16*(1), e1002297. https://doi.org/10.1186/s12916-018-1140-5

Isele, D., Teicher, M. H. & Ruf-Leuschner, M. (2014). KERF – ein Instrument zur umfassenden Ermittlung belastender Kindheitserfahrungen. *Zeitschrift für Klinische Psychologie und Psychotherapie, 43*(2), 121–130. https://doi.org/10.1026/1616-3443/a000257

Jacob, N., Neuner, F., Maedl, A., Schaal, S. & Elbert, T. (2014). Dissemination of Psychotherapy for Trauma Spectrum Disorders in Postconflict Settings: A Randomized Controlled Trial in Rwanda. *Psychotherapy and Psychosomatics, 83*(6), 354–363. https://doi.org/10.1159/000365114

Johnson, J. G., Smailes, E. M., Cohen, P., Brown, J. & Bernstein, D. P. (2000). Associations between four types of childhood neglect and personality disorder symptoms during adolescence and early adulthood: Findings of a community-based longitudinal study. *Journal of personality disorders, 14*(2), 171–187. https://doi.org/10.1521/pedi.2000.14.2.171

Jordans, M. J. D. & Tol, W. A. (2012). Mental health in humanitarian settings: shifting focus to care systems. *International health, 5*(1), 9–10. https://doi.org/10.1093/inthealth/ihs005

Kaplow, J. B., Rolon-Arroyo, B., Layne, C. M., Rooney, E., Oosterhoff, B., Hill, R., Steinberg, A. M. et al. (2020). Validation of the UCLA PTSD Reaction Index for DSM-5: A Developmentally Informed Assessment Tool for Youth. *Journal of the American Academy of Child and Adolescent Psychiatry, 59*(1), 186–194. https://doi.org/10.1016/j.jaac.2018.10.019

Karunakara, U. K., Neuner, F., Schauer, M., Singh, K., Hill, K., Elbert, T. & Burnha, G. (2004). Traumatic events and symptoms of post-traumatic stress disorder amongst Sudanese nationals, refugees and Ugandans in the West Nile. *African Health Sciences, 4*(2), 83–93.

Kindt, M. (2014). A behavioural neuroscience perspective on the aetiology and treatment of anxiety disorders. *Behavioral Research and Therapy, 62,* 24–36. https://doi.org/10.1016/j.brat.2014.08.012

Kircanski, K., Lieberman, M. D. & Craske, M. G. (2012). Feelings into words: contributions of language to exposure therapy. *Psychological Science, 23*(10), 1086–1091. https://doi.org/10.1177/0956797612443830

Koebach, A., Carleial, S., Elbert, T., Schmitt, S. & Robjant, K. (2021). Treating trauma and aggression with Narrative Exposure Therapy in former child and adult soldiers: a randomised controlled trial in Eastern DR Congo. *Journal of Consulting and Clinical Psychology, 89*(3), 143–155. https://doi.org/10.1037/ccp0000632

Krüger-Gottschalk, A., Knaevelsrud, C., Rau, H., Dyer, A., Schäfer, I., Schellong, J. & Ehring, T. (2017). The German version of the Posttraumatic Stress Disorder Checklist for DSM-5 (PCL-5): psychometric properties and diagnostic utility. *BMC Psychiatry, 17*(1), 379. https://doi.org/10.1186/s12888-017-1541-6

Lang, P.J. (1979). *Presidential address*, 1978. A bio-informational theory of emotional imagery. *Psychophysiology, 16*(6), 495–512.

Lang, P.J., Davis, M. & Ohman, A. (2000). Fear and anxiety: animal models and human cognitive psychophysiology. *Journal of Affective Disorders, 61*(3), 137–159. https://doi.org/10.1016/S0165-0327(00)00343-8

Lely, J.C.G., Smid, G.E., Jongedijk, R.A., W. Knipscheer, J. & Kleber, R.J. (2019). The effectiveness of narrative exposure therapy: a review, meta-analysis and meta-regression analysis. *European Journal of Psychotraumatology, 10*(1), 1550344. https://doi.org/10.1080/20008198.2018.1550344

Levy, K. N. (2005). The implications of attachment theory and research for understanding borderline personality disorder. *Development and Psychopathology, 17*(4), 959–986. https://doi.org/10.1017/S0954579405050455

Liedl, A., Böttche, M. & Abdallah-Steinkopf, B. (2016). *Psychotherapie mit Flüchtlingen – neue Herausforderungen, spezifische Bedürfnisse: Das Praxisbuch für Psychotherapeuten und Ärzte*. Stuttgart: Schattauer.

Margraf, J., Cwik, J.C., Suppiger, A. & Schneider, S. (2017). *DIPS Open Access*. Verfügbar unter: https://omp.ub.rub.de/index.php/RUB/catalog/book/100

Marx, B.P., Forsyth, J.P., Gallup, G.G. & Fusé, T. (2008). Tonic immobility as an evolved predator defense: Implications for sexual assault survivors. *Clinical Psychology: Science and Practice, 15*(1), 74–90. https://doi.org/10.1111/j.1468-2850.2008.00112.x

McPherson, J. (2011). Does Narrative Exposure Therapy Reduce PTSD in Survivors of Mass Violence? *Research on Social Work Practice, 22*(1), 29–42. https://doi.org/10.1177/1049731511414147

Meerlo, P., Overkamp, G.J., Daan, S., van den Hoofdakker, R.H. & Koolhaas, J.M. (1996). Changes in Behaviour and Body Weight Following a Single or Double Social Defeat in Rats. *Stress, 1*(1), 21–32. https://doi.org/10.3109/10253899609001093

Meerlo, P., Sgoifo, A., De Boer, S.F. & Koolhaas, J.M. (1999). Long-lasting consequences of a social conflict in rats: behavior during the interaction predicts subsequent changes in daily rhythms of heart rate, temperature, and activity. *Behavioral Neuroscience, 113*(6), 1283–1290. https://doi.org/10.1037/0735-7044.113.6.1283

Metcalfe, J. & Jacobs, W.J. (1996). A hot-system/cool-system view of memory under stress. *PTSD Research Quarterly, 7*(2), 1–3.

Morath, J., Gola, H., Sommershof, A., Hamuni, G., Kolassa, S., Catani, C. & Elbert, T. (2014a). The effect of trauma-focused therapy on the altered T cell distribution in individuals with PTSD: Evidence from a randomized controlled trial. *Journal of psychiatric research, 54,* 1–10. https://doi.org/10.1016/j.jpsychires.2014.03.016

Morath, J., Moreno-Villanueva, M., Hamuni, G., Kolassa, S., Ruf-Leuschner, M., Schauer, M. & Kolassa, I.-T. (2014b). Effects of psychotherapy on DNA strand break accumulation originating from traumatic stress. *Psychotherapy and psychosomatics, 83*(5), 289–297.

Morina, N., Stam, K., Pollet, T.V. & Priebe, S. (2018). Prevalence of depression and posttraumatic stress disorder in adult civilian survivors of war who stay in war-afflicted regions. A systematic review and meta-analysis of epidemiological studies. *Journal of Affective Disorders, 239,* 328–338. https://doi.org/10.1016/j.jad.2018.07.027

Neuner, F., Kurreck, S., Ruf, M., Odenwald, M., Elbert, T. & Schauer, M. (2010). Can asylum-seekers with posttraumatic stress disorder be successfully treated? A randomized controlled pilot study. *Cognitive and Behavioral Therapy, 39*(2), 81–91. https://doi.org/10.1080/16506070903121042

Neuner, F., Onyut, P.L., Ertl, V., Odenwald, M., Schauer, E. & Elbert, T. (2008). Treatment of posttraumatic stress disorder by trained lay counselors in an African refugee settlement: a randomized controlled trial. *Journal of Consulting and Clinical Psychology, 76*(4), 686–694. https://doi.org/10.1037/0022-006X.76.4.686

Neuner, F., Schauer, M. & Elbert, T. (2014). On the efficacy of Narrative Exposure Therapy: a reply to Mundt et al. *Intervention, 12*(2), 267–278. https://doi.org/10.1097/WTF.0000000000000016

Olema, D.K., Catani, C., Ertl, V., Saile, R. & Neuner, F. (2014). The Hidden Effects of Child Maltreatment in a War Region: Correlates of Psychopathology in Two Generations Living in Northern Uganda. *Journal of Traumatic Stress, 27*(1), 35–41. https://doi.org/10.1002/jts.21892

Orang, T., Ayoughi, S., Moran, J.K., Ghaffari, H., Mostafavi, S. et al. (2018). The efficacy of narrative exposure therapy in a sample of Iranian women exposed to ongoing intimate partner violence – A randomized controlled trial. *Clinical psychology & psychotherapy, 25*(6), 827–841. https://doi.org/10.1002/cpp.2318

Pabst, A., Schauer, M., Bernhardt, K., Ruf, M., Goder, R., Rosentraeger, R. & Seeck-Hirschner, M. (2012). Treatment of Patients with Borderline Personality Disorder and Comorbid Posttraumatic Stress Disorder Using Narrative Exposure Therapy: A Feasibility Study. *Psychotherapy and Psychosomatics, 81*(1), 61–63. https://doi.org/10.1159/000329548

Pabst, A., Schauer, M., Bernhardt, K., Ruf-Leuschner, M., Goder, R., Elbert, T. & Seeck-Hirschner, M. (2014). Evaluation of Narrative Exposure Therapy (NET) for borderline personality disorder with comorbid posttraumatic stress disorder. *Clinical Neuropsychiatry, 11*(4), 108–117.

Priebe, K. & Dyer, A. (2014). *Metaphern und Symbole in der Traumatherapie*. Göttingen: Hogrefe.

Robjant, K. & Fazel, M. (2010). The emerging evidence for Narrative Exposure Therapy: a review. *Clinical Psychological Review, 30*(8), 1030–1039. https://doi.org/10.1016/j.cpr.2010.07.004

Robjant, K., Koebach, A., Schmitt, S., Chibashimba, A., Carleial, S. & Elbert, T. (2019). The treatment of posttraumatic stress symptoms and aggression in female former child soldiers using adapted Narrative Exposure therapy – a RCT in Eastern Democratic Republic of Congo. *Behaviour research and therapy, 123,* 103482. https://doi.org/10.1016/j.brat.2019.103482

Robjant, K., Roberts, J. & Katona, C. (2017). Treating posttraumatic stress disorder in female victims of trafficking using narrative exposure therapy: a retrospective audit. *Frontiers in psychiatry, 8,* 63.

Robjant, K., Schmitt, S., Elbert, T., Chibashimba, A. & Koebach, A. (2020). The NETfacts health system: an integrative approach to counter the mental sequelae of trauma and violence at the individual and community level. *Maltrattamento e Abuso all'infanzia, 22*(3), 63–72.

Rogosch, F.A. & Cicchetti, D. (2005). Child maltreatment, attention networks, and potential precursors to borderline personality disorder. *Development Psychopathology, 17*(4), 1071–1089. https://doi.org/10.1017/S0954579405050509

Rosner, R., Pfoh, G., Rojas, R., Brandstätter, M., Rossi, R., Lumbeck, G., Kotoucová, M., Hagl, M. & Geissner, E. (2015). *Anhaltende Trauerstörung: Manuale für die Einzel- und Gruppentherapie*. Göttingen: Hogrefe.

Ruf, M., Schauer, M. & Elbert, T. (2018). Raum für den Dritten – Sprachmittler in der Therapie von Flüchtlingen. In NTFN e.V. (Hrsg.), *Psychotherapie zu Dritt*. Hannover: Netzwerk für traumatisierte Flüchtlinge in Niedersachsen e. V.

Saile, R., Ertl, V., Neuner, F. & Catani, C. (2015). Children of the postwar years: A two-generational multilevel risk assessment of child psychopathology in northern Uganda. *Development and Psychopathology, 28*(2), 607–620. https://doi.org/10.1017/S0954579415001066

Schäfer, I., Gast, U., Hofmann, A., Knaevelsrud, C. & Lampe, A. (2019). *S-3 Leitlinie Posttraumatische Belastungsstörung*. Berlin: Springer. https://doi.org/10.1007/978-3-662-59783-5

Schalinski, I., Schauer, M. & Elbert, T. (2015). The shutdown dissociation scale (Shut-D). *European Journal of Psychotraumatology, 6*(1), 25652. https://doi.org/10.3402/ejpt.v6.25652

Schauer, M. & Elbert, T. (2010). Dissociation Following Traumatic Stress. *Zeitschrift für Psychologie, 218*(2), 109–127. https://doi.org/10.1027/0044-3409/a000018

Schauer, M., Elbert, T., Gotthardt, S., Rockstroh, B., Odenwald, M. & Neuner, F. (2006). Wiedererfahrung durch Psychotherapie modifiziert Geist und Gehirn. *Verhaltenstherapie, 16,* 96–103. https://doi.org/10.1159/000093195

Schauer, M., Neuner, F. & Elbert, T. (2011). *Narrative Exposure Therapy* (2nd ed.). Göttingen: Hogrefe.

Schauer, M., Neuner, F. & Elbert, T. (2017). Narrative Exposure Therapy for Children and Adolescents (KIDNET). In M. Landolt, M. Cloitre & U. Schnyder (Eds.), *Evidence-Based Treatments for Trauma Related Disorders in Children and Adolescents* (pp. 227–250). New York: Springer. https://doi.org/10.1007/978-3-319-46138-0_11

Schauer, M. & Robjant, K. (2018). Encounting adversities; the 'building blocks' of psychopathology (Commentary on Scheidell et al.). *Addiction, 113*(1), 57–58. https://doi.org/10.1111/add.14067

Schauer, M., Robjant, K., Elbert., T. & Neuner, F. (2020) Narrative Exposure Therapy (NET) for survivors of complex trauma. In J. Ford & C. Courtois (Eds.), *Treating Complex Traumatic Stress Disorders: An Evidence-based Guide* (2nd ed., pp. 309–331). New York, NY: Guilford Press.

Schauer, M. & Ruf-Leuschner, M. (2014). Lifeline in der Narrativen Expositionstherapie. *Psychotherapeut, 59*(3), 226–238. https://doi.org/10.1007/s00278-014-1041-9

Schauer, M., Ruf-Leuschner, M. & Landolt, M.A. (2014). Die Lifeline in der Traumatherapie von Kindern und Jugendlichen. In K. Priebe & A. Dyer (Hrsg.), *Metaphern und Symbole in der Traumatherapie* (S. 177–186). Göttingen: Hogrefe.

Schauer, M. & Schalinski, I. (2021). Die Biologie des Überlebens – Ätiologie und Behandlung trauma-induzierter Dissoziation. In J. Müller, M. Ruf-Leuschner, B. Grimmer, C. Knaevelsrud & B. Dammann (Hrsg.). *Traumafolgen: Forschung und therapeutische Praxis*. Stuttgart: Kohlhammer.

Schnyder, U., Bryant, R.A., Ehlers, A., Foa, E.B., Hasan, A., Mwiti, G. & Yule, W. (2016). Culture-sensitive psychotraumatology. *European Journal of Psychotraumatology, 7,* 31179. https://doi.org/10.3402/ejpt.v7.31179

Schnyder, U., Ehlers, A., Elbert, T., Foa, E.B., Gersons, B.P., Resick, P.A. & Cloitre, M. (2015). Psychotherapies for PTSD: what do they have in common. *European Journal of Psychotraumatology, 6,* 28186. https://doi.org/10.3402/ejpt.v6.28186

Siehl, S., Robjant, K. & Crombach, A. (2020). Systematic review and meta-analyses of the long-term efficacy of narrative exposure therapy for adults, children and perpetrators. *Psychotherapy Research, 31*(6), 695–710 https://doi.org/10.1080/10503307.2020.1847345.

Silove, D., Sinnerbrink, I., Field, A., Manicavasagar, V. & Steel, Z. (1997). Anxiety, depression and PTSD in asylum-seekers: assocations with pre- migration trauma and post-migration stressors. *The British Journal of Psychiatry, 170*(4), 351–357. https://doi.org/10.1192/bjp.170.4.351

Steuwe, C., Rullkötter, N., Ertl, V., Berg, M., Neuner, F., Beblo, T. & Driessen, M. (2016). Effectiveness and feasibility of Narrative Exposure Therapy (NET) in patients with borderline personality disorder and posttraumatic stress disorder – a pilot study. *BMC Psychiatry, 16,* 254. https://doi.org/10.1186/s12888-016-0969-4

Thompson, C.T., Vidgen, A. & Roberts, N.P. (2018). Psychological interventions for post-traumatic stress disorder in refugees and asylum seekers: A systematic review and meta-analysis. *Clinical Psychology Review, 63,* 66–79. https://doi.org/10.1016/j.cpr.2018.06.006

Ulmer Onlineklinik. (2019). CAPS-CA-5 (German) Interview. Verfügbar unter: https://ulmer-onlineklinik.de/course/view.php?id=2528

Volchan, E., Souza, G.G., Franklin, C.M., Norte, C.E., Rocha-Rego, V. et al. (2011). Is there tonic immobility in humans? Biological evidence from victims of traumatic stress. *Biological Psychology, 88*(1), 13–19. https://doi.org/10.1016/j.biopsycho.2011.06.002

Weathers, F.W., Blake, D.D., Schnurr, P.P., Kaloupek, D.G., Marx, B.P. & Keane, T.M. (2013a). *The life event checklist for DSM-5 (LEC-5).* Verfügbar unter: www.ptsd.va.gov

Weathers, F.W., Litz, B., Keane, T.M., Palmieri, P.A., Marx, B.P. & Schnurr, P.P. (2013b). *The PTSD Checklist for DSM-5 (PCL-5).* Verfügbar unter: https://www.ptsd.va.gov

Wingenfeld, K., Schäfer, I., Terfehr, K., Grabski, H., Driessen, M., Grabe, H. & Spitzer, C. (2010). Reliable, valide und ökonomische Erfassung früher Traumatisierung: Erste psychometrische Charakterisierung der deutschen Version des Adverse Childhood Experiences Questionnaire (ACE). *PPmP – Psychotherapie Psychosomatik Medizinische Psychologie, 61*(01), e10-e14. https://doi.org/10.1055/s-0030-1263161

Zang, Y., Hunt, N. & Cox, T. (2013). A randomised controlled pilot study: The effectiveness of narrative exposure therapy with adult survivors of the Sichuan earthquake. *BMC Psychiatry, 13*(1), 41. https://doi.org/10.1186/1471-244X-13-41

8 Kompetenzziele und Lernkontrollfragen

Kompetenzziele

Folgendes Wissen und folgende Kompetenzen sollen durch die Lektüre dieses Buches erworben werden:

1. Eine vollständige Diagnostik durchführen, um Kriterien für die Indikation sowie für die relative und absolute Kontraindikation der Narrativen Expositionstherapie festzustellen.
2. Patienten eine eingehende Psychoedukation vermitteln, die eine informierte Entscheidung über die Teilnahme an einer Narrativen Expositionstherapie ermöglicht.
3. Stressreaktionen, einschließlich Furchtreaktionen, Immobilität und Erschlaffung bei Patienten während der Behandlung erkennen und angemessen darauf reagieren.
4. Eine Behandlungssitzung so strukturieren, dass die wesentlichen Komponenten einer Sitzung durchgeführt werden können.
5. Den Patienten direktiv in der Narration eines traumatischen Ereignisses anleiten, wobei kalte und heiße Gedächtnisinhalte verbunden werden.
6. Den Patienten in der spezifischen und übergeordneten Bedeutungszuschreibung seiner Erfahrungen unterstützen.
7. Dem Patienten dabei helfen, auch groteske, intensiv furchtbesetzte und schambesetzte Erlebnisse im Detail in Worte zu fassen und in eine kohärente Narration einzufügen.
8. Dem Patienten durch die Therapie mit Mitgefühl, Klarheit, Unerschrockenheit und Offenheit zu begegnen.

Lernkontrollfragen

1. Zu den *absoluten* Kontraindikationen einer Narrativen Expositionstherapie gehören:
   a) Alkoholmissbrauch
   b) Intellektuelle Minderbegabung
   c) Mangelnde Affektregulation
   d) Suizidalität mit fehlender Absprachefähigkeit

2. Welche Elemente gehören *nicht* zu einem Bedrohungsnetzwerk?
   a) Gedanken
   b) Gefühle
   c) Körperreaktionen
   d) Kontextwissen

3. Welche Antwort ist richtig?
   a) In der Stressreaktion geht Unbeweglichkeit immer mit einem niedrigen Erregungsniveau einher.
   b) In der Stressreaktion kann eine Unbeweglichkeit sowohl mit hohem als mit niedrigem Erregungsniveau einhergehen.
   c) Unbeweglichkeit tritt in Stressreaktionen eher nicht auf.
   d) Jede Stressreaktion beinhaltet auch eine Unbeweglichkeit.

4. Die Typische Behandlungssitzung der Narrativen Expositionstherapie enthält *nicht:*
   a) Das Wieder-Vorlesen der Inhalte der Narration der vorangegangenen Sitzung.
   b) Die Narration mindestens eines traumatischen Ereignisses.
   c) Der Abschluss der Narration mit Reflexion des Bedeutungszusammenhangs.
   d) Die kognitive Disputation der dysfunktionalen Bewertungen.

5. Welche Intervention ist richtig, wenn Patientinnen sich schwertun, ein intensiv erlebtes Gefühl zu benennen?
   a) Einen möglichen Begriff für das Gefühl anbieten.
   b) Eine kurze Ablenkung vom Gefühl, um mit mehr Abstand das Gefühl betrachten zu können.
   c) Eine Intervention zur Regulation der Emotion.
   d) Die Situation übergehen und später wieder aufgreifen.

6. Sollten Patienten während einer Sitzung Todesangst wiedererleben, so sollte
   a) eine Maßnahme zur Beruhigung eingeführt werden.
   b) der Patient mobilisiert werden.
   c) die individuelle Bedeutung der Todesangst erfragt werden.
   d) die Exposition zunächst unterbrochen werden.

7. Die Therapeutin und die Patientin schaffen es nicht, während einer Sitzung zu einem sicheren Punkt in der Geschichte zu gelangen und die Erregung der Patientin ist hoch. Was sollte die Therapeutin vermeiden?
   a) Die Narration nach der Bewältigung eines Hot-spots bis zu einem sicheren Ort im Zeitraffer zusammenfassen.
   b) Die Sitzung an einem Hot-spot mit einer Entspannungsübung beenden.
   c) Die Sitzungszeit nach Möglichkeit verlängern.
   d) Die Sitzung beenden, auch wenn der Ort in der Geschichte nicht völlig sicher ist, sich das Erregungsniveau aber normalisiert hat.

8. Zur NET kommt ein Patient aus einem Land, das dem Therapeuten fremd erscheint. Welche Einstellung ist nun die wichtigste?
   a) Der Therapeut muss sich vor der Behandlung intensiv mit den Wertvorstellungen der spezifischen Kultur informieren und auseinandersetzen.

b) Der Therapeut sollte für den Umgang mit fremden Kulturen ein interkulturelles Training gemacht haben.
c) Der Therapeut sollte versuchen, den spezifischen einzelnen Patienten mit seinen Erfahrungen zu verstehen, da Traumareaktionen universell sind.
d) Der Therapeut sollte am besten einen Kollegen finden, der aus derselben Kultur kommt.

Beantworten Sie die hier abgedruckten Lernkontrollfragen und sammeln Sie einfach und bequem Fortbildungspunkte der Kategorie D für Fachkräfte im Bereich Psychotherapie und Medizin. Mehr Informationen finden Sie unter ce.hogrefe.com

9 Anhang

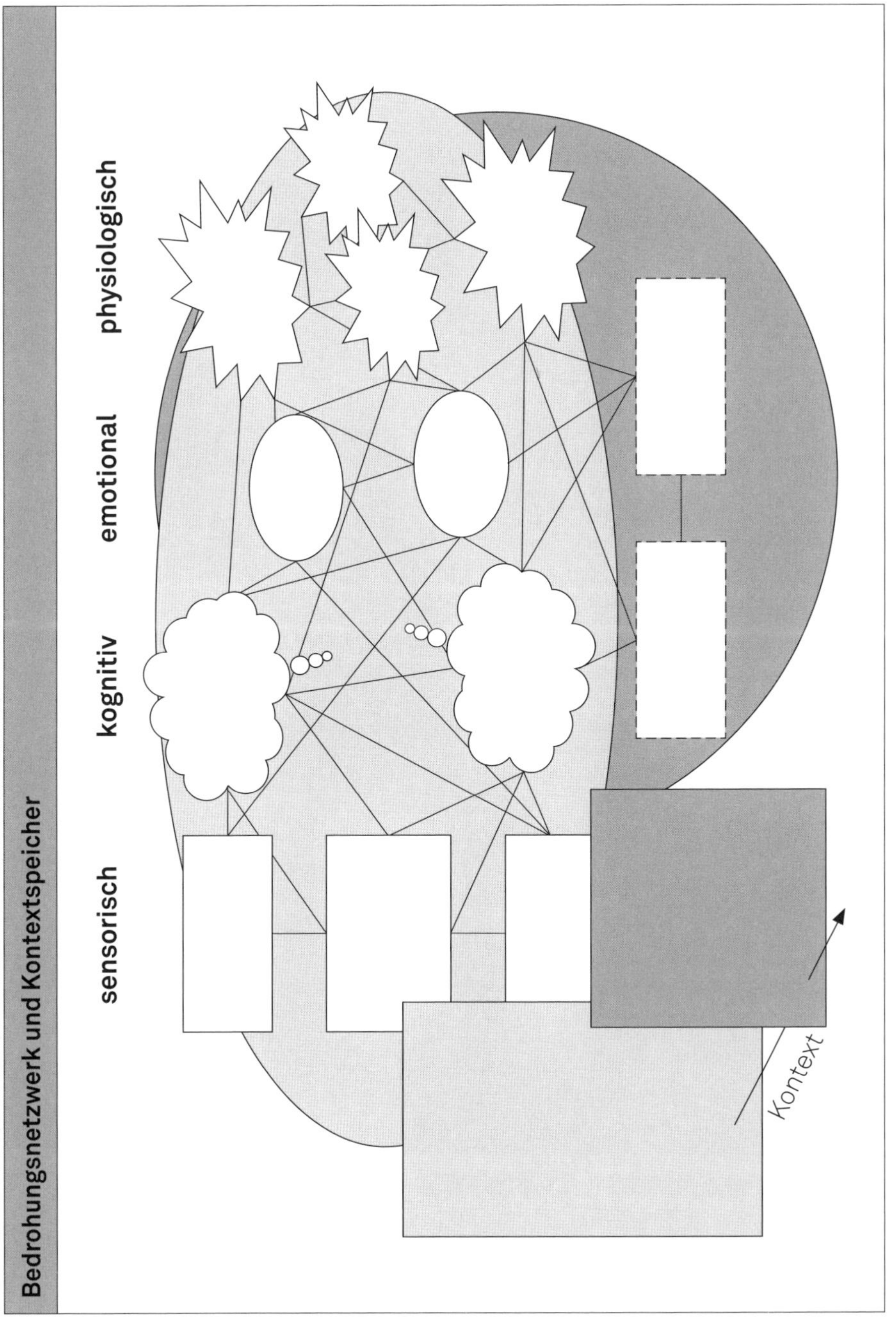
Bedrohungsnetzwerk und Kontextspeicher
sensorisch
kognitiv
emotional
physiologisch
Kontext